ÉTUDE

SUR LA

PHTHISIE DIABÉTIQUE

ÉTUDE

SUR LA

PHTHISIE DIABÉTIQUE

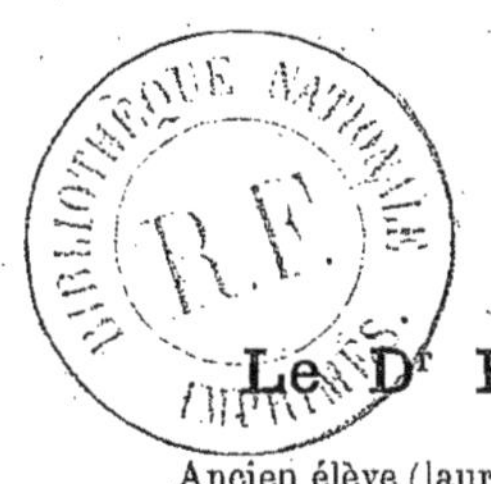

PAR

Le Dr Ernest BERTAIL

Ancien élève (lauréat) de l'École de médecine de Dijon,
Ancien interne provisoire des hôpitaux de Paris,
Médaille de bronze de l'Assistance publique.

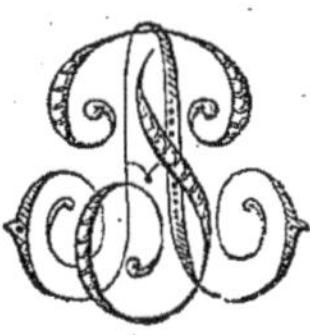

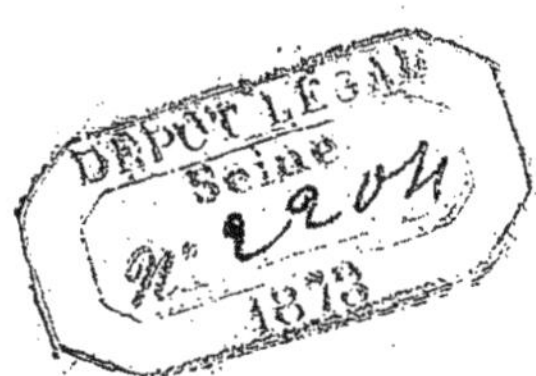

PARIS

ADRIEN DELAHAYE, LIBRAIRE-ÉDITEUR

PLACE DE L'ÉCOLE-DE-MÉDECINE

1873

ÉTUDE

SUR LA

PHTHISIE DIABÉTIQUE

AVANT-PROPOS.

Le diabète sucré, par la variété de ses manifestations, par la multiplicité de ses complications, est une des maladies chroniques qui amènent le plus de désordres dans l'organisme tout entier. Atteignant à la fois un grand nombre d'organes dans leur fonctionnement, il provoque des troubles nombreux dont quelques-uns prennent une importance telle qu'ils accélèrent la marche de la maladie et entraînent promptement la mort. C'est surtout le cas pour les lésions du poumon, et principalement pour la phthisie pulmonaire. Celle-ci est à la fois si fréquente, et présente une influence telle sur la marche du diabète que certains auteurs, frappés de la rapidité et de la gravité des lésions qu'elle entraîne à sa suite, l'ont considérée comme jouant le rôle principal dans cette maladie : telle a été l'origine de la phthisurie sucrée. Bien qu'aujourd'hui on soit revenu de cette exagération, la phthisie pulmonaire est encore considérée comme la plus importante et la plus grave des complications du diabète.

Frappé de ces faits, nous avons recherché ce que disent les auteurs de la phthisie diabétique, et nous n'avons trouvé aucun travail spécial sur ce sujet, mais seulement de courtes indications perdues au milieu d'autres études. Nous avons pensé faire un travail de quelque utilité, en réunissant ces faits épars dans les livres et dans les publications périodiques, pour les grouper et les contrôler les uns par les autres.

Nous tenons à exprimer ici à M. A. Ollivier toute notre reconnaissance pour ses bienveillants conseils.

CHAPITRE Ier.

APERÇU HISTORIQUE.

L'histoire de la phthisie diabétique est si intimement liée à l'histoire du diabète qu'il nous paraît impossible de l'en séparer. Comme ce serait, d'un autre côté, dépasser les bornes de notre sujet, que de faire l'histoire de la glycosurie nous nous contenterons d'en indiquer seulement les points principaux, nous attachant spécialement à la complication que nous nous proposons d'étudier.

Le diabète était connu des médecins de l'antiquité comme le démontrent les descriptions que nous en ont laissées Celse, Arétée, Paul d'Égine. Mais, pendant toute l'antiquité, il fut regardé comme une maladie extrêmement rare, et plusieurs affections purent être confondues sous une même dénomination, car on n'avait pas connaissance de ce qui est pour nous le signe pathognomonique. On ne pouvait appuyer la description que sur la symptomatologie la plus apparente. Il fallut la découverte de la qualité douce et sucrée des urines par Willis, célèbre médecin anglais du XVIIe siècle, il fallut la démonstration par l'analyse chimique d'une matière sucrée particulière dans les urines, pour caractériser nettement la maladie, pour déterminer une foule de recherches importantes sur la nature, les symptômes et les complications du diabète sucré.

Morton (1) est le premier qui paraisse avoir signalé une relation existante entre le diabète sucré et la phthisie pulmonaire. Il consacre, en effet, dans son Traité de la phthisie, un chapitre spécial au diabète sucré (*De tabe a diabete*). Mais nous croyons qu'il n'a eu en vue, de même que les auteurs anciens, que la consomption qui survient à la suite du diabète, que la cachexie diabétique. Rollo (2) nous semble plus affirmatif, et il a dû vraisemblablement observer les symptômes de la phthisie pulmonaire chez les diabétiques, car il insiste à plusieurs reprises, dans son livre, sur la grande ressemblance qui existe entre certains symptômes du diabète, et ceux de la phthisie pulmonaire.

Nous lisons dans le travail consciencieux de Nicolas et Gueudeville, qui s'étaient certainement inspirés des auteurs anglais : « S'il est permis de considérer l'ensemble des effets et des symptômes, nous nous rangeons du côté de Morton qui lui donne place dans son Traité de la phthisie. En effet, que de rapprochements entre la phthisie tuberculeuse et le diabète ! (3). » Par suite de ces rapprochements, de ces ressemblances nombreuses qu'ils avaient cru remarquer, ils donnent au diabète le nom de phthisurie sucrée. On ne saurait leur demander quelque chose de plus précis : ils avouent, dans un autre passage de leur livre, qu'ils n'ont jamais eu l'occasion de faire une auto-

(1) Richard Morton. Traité de la Phthisie. Liv. I, 1727, p. 17.

(2) Rollo (John), traduit par Alyon. Paris, an VI.

(3) Nicolas et Gueudeville. Histoire naturelle de la phthisurie, p. 30. Mélanges, t. 211.

psie de diabétique. « La rareté, disent-ils, de cette maladie, le peu d'observations qu'on a recueillies nous forcent au silence sur l'ouverture des cadavres. »

La découverte réelle de la phthisie diabétique, c'est-à-dire la constatation *de visu* de la lésion tuberculeuse des poumons consécutive au diabète, eut lieu peu de temps après l'apparition du traité de Nicolas et Gueudeville, car, depuis cette époque, jusque vers 1840, tous les médecins qui ont écrit sur le diabète, la regardent comme une des complications les plus fréquentes. Quelques-uns même, et parmi eux Bardsley et Copland (1), l'ont rencontrée si souvent, qu'ils en ont fait, non plus une complication, mais bien un des symptômes du diabète, et, pour cette raison, reprennent la dénomination de phthisurie sucrée, dont s'étaient déjà servis Nicolas et Gueudeville.

A partir de 1840, par suite de l'impulsion donnée par les travaux de M. le professeur Bouchardat, le diabète devient le but de nombreuses études. En en recherchant la cause et la nature, on l'étudie sous toutes ses formes, à toutes ses périodes, et il résulte de ces recherches nombreuses que, si la phthisie pulmonaire vient souvent le compliquer, elle ne saurait être rangée au nombre de ses manifestations, de ses symptômes.

Reynoso (2) croyant que la glycosurie était due à une gêne de la respiration, à un trouble de l'hématose, voulut faire de la phthisie pulmonaire une cause de diabète; cette opinion, nous en parlerons du reste plus loin, partagea le sort de la théorie qui lui avait donné naissance.

M. Bouchardat (3), dont nous aurons souvent à citer les ouvrages, a signalé à différentes reprises, dans ses nom-

(1) Compendium de médecine pratique. 1839, p. 35.

(2) Alvaro Reynoso. Mémoire sur la présence du sucre dans les urines. 1853.

(3) Bouchardat. Annuaire de thérapeutique. 1841, 1846, 1848, 1861, 1869.
Id. Mémoire Acad. T. XVI. 1851.

breux mémoires sur la glycosurie, la fréquence, la gravité, l'époque d'apparition de la phthisie diabétique.

Pavy (1), dans une étude sur le diabète, publiée en 1862, a nié l'existence du tubercule comme lésion primitive de la phthisie survenant dans le cours du diabète, et l'a attribuée à une inflammation chronique du parenchyme pulmonaire.

Richardson (2) a publié en 1867 des recherches sur la nature et le traitement de la phthisie diabétique.

Enfin, dans son Traité de la phthisie pulmonaire, M. Pidoux (3) lui consacre plusieurs pages.

Nous avons encore puisé de nombreux renseignements dans les écrits de Fauconneau-Dufresne (4), de Durand-Fardel (5) et de Marchal de Calvi (6).

CHAPITRE II.

DES CONDITIONS ÉTIOLOGIQUES ET PATHOGÉNIQUES DE LA PHTHISIE DIABÉTIQUE.

Nous venons de le voir dans l'historique, tous les auteurs qui, depuis le commencement de ce siècle, se sont occupés du diabète, ont été unanimes pour affirmer que la phthisie pulmonaire était une des complications les plus fréquentes de cette grave maladie. Certains même, frappés de la

(1) Pavy (F.-N.). Researches on the nature and treatment of diabetes. London, 1862.

(2) Richardson. On diabetic phthisis and its treatment, in Medical Times and Gazette. 1867, p. 219.

(3) Pidoux. Études générales et pratiques sur la phthisie, p. 309.

(4) Fauconneau-Dufresne. Guide du diabétique. 1861.

(5) Durand-Fardel. Traité clinique et thérapeutique du diabète. 1869.

(6) Marchal de Calvi. Des accidents diabétiques.

fréquence de la tuberculose, en ont fait une sorte de manifestation forcée de la cachexie diabétique. M. le professeur Bouchardat s'exprime ainsi sur ce sujet : « Tous les médecins qui ont pu s'occuper avec persévérance du diabète, et je citerai parmi les plus illustres, le célèbre médecin chimiste anglais Prout, et parmi nous, M. Rayer, tous ont remarqué que les malades qui arrivaient épuisés dans les hôpitaux, et qui succombaient à cette période de marasme propre aux diabétiques, offraient des tubercules dans les poumons ; pour mon compte, j'ai assisté à l'autopsie de 19 malades présentant ces caractères, et, dans ces 19 cas, j'ai observé des tubercules » (1). D'après ce passage, la phthisie pulmonaire serait si commune chez les glycosuriques arrivés à une période avancée de leur maladie, qu'on pourrait mettre en doute la mort survenant par cachexie simple. Monneret émet, dans son Traité de pathologie interne, une autre opinion. Pour lui : « Sur un certain nombre de diabétiques dont la proportion n'est pas connue, quelques-uns sont en proie à la diathèse tuberculeuse, et chez ceux-là seuls se développe la phthisie » (2). Nous admettons parfaitement que le diabète puisse survenir chez des sujets nés de parents morts tuberculeux, qui se trouveront, par le fait, en possession, soit de la diathèse tuberculeuse, soit d'une aptitude spéciale aux affections chroniques. Le diabète, dans ces circonstances, aura une influence sur la diathèse et ne fera que précipiter une affection imminente, du reste. Mais en est-il ainsi dans la généralité des cas ? Nous ne saurions partager cette manière de voir, et nous croyons que Monneret s'est laissé influencer par ses idées particulières sur l'étiologie de la tuberculose ; il dit, en effet : « La phthisie peut être acquise, mais c'est un fait

(1) Bouchardat. Étiologie de la tuberculisation pulmonaire, p. 4. Supplément à l'Annuaire thérap. 1861.

(2) Monneret. Pathologie interne. T. III, p. 148.

rare, exceptionnel ; l'hérédité est la cause la plus commune et la plus puissante de la tuberculose. »

Si nous tenons compte de l'opinion des auteurs qui ont écrit sur le diabète, si nous tenons compte en même temps de l'époque moyenne d'apparition du diabète (entre 30 et 40 ans) comparée à l'époque moyenne d'apparition de la phthisie (entre 20 et 30) ; si nous remarquons de plus que la phthisie héréditaire survient généralement avant trente ans ; et enfin, si nous observons que les malades atteints de glycosurie n'ont, la plupart, aucune des attributions du phthisique, que leur musculature est puissante, que rien dans leurs antécédents ne saurait faire soupçonner une diathèse, nous sommes porté à admettre la conclusion suivante, bien différente de l'opinion de Monneret : *La phthisie du diabétique est presque toujours une phthisie acquise.*

Avant de passer outre, il nous semble nécessaire de répondre à cette question : le contraire peut-il se présenter ? le diabète peut-il survenir comme épisode de la phthisie ? Sans nier complètement la possibilité du fait, nous le croyons du moins extrêmement rare ; c'est d'ailleurs l'avis de M. Bouchardat, qui a eu l'occasion d'examiner un nombre considérable de diabétiques, et qui affirme qu'il ne connaît « aucun exemple, cité par les auteurs ni observé par lui, dans lequel la tuberculose pulmonaire ait précédé la glycosurie, qu'au contraire, toujours la glycosurie conduit à la tuberculisation » (1).

Depuis longtemps cependant on a signalé la présence du sucre dans les urines des tuberculeux, mais en quantité tellement légère qu'il n'est possible de voir là qu'une glycosurie insignifiante, et ne possédant aucune action sur l'organisme. Sur ce point même, les recherches paraissent avoir donné lieu à des résultats contradictoires.

(1) Bouchardat. Etiologie de la tuberculose pul., loco citato.

Reynoso (1) a trouvé du sucre non-seulement dans la phthisie, mais encore dans plusieurs autres maladies où la gêne de la respiration résultait soit d'une affection du poumon lui-même, soit d'une affection amenant des troubles dans l'accomplissement de l'acte respiratoire. Il a remarqué de plus que la quantité de sucre contenu dans l'urine était d'autant plus grande que la maladie était arrivée à une période plus avancée, et que l'intensité des phénomènes inflammatoires était moindre. Ce fait, il l'expliquait par le défaut d'hématose, et par l'impossibilité où se trouvait l'organe malade de suffire à la combustion du sucre, qui passait alors dans les urines.

Quoique l'hypothèse de la gêne de la respiration troublant les conditions de l'hématose et de la combustion organique paraisse très-rationelle au premier aspect, Becquerel loin d'admettre les conclusions de Reynoso, pense que les exemples cités résultent d'erreurs d'expérimentation. Pour lui la réduction de l'oxyde de cuivre du liquide de Bareswill, que Reynoso attribuait à l'action du sucre, est produite simplement par l'acide urique ou par les matières organiques, qui se trouvent toujours en assez grande abondance dans l'urine. Cette idée lui semble d'autant plus probable que la dyspnée a pour conséquence non-seulement un trouble d'hématose mais aussi une concentration plus grande, une acidité plus marquée des urines. L'acide urique s'y retrouve toujours alors en quantité notable. Aussi Becquerel (2) refuse-t-il toute valeur aux analyses, qui ont été faites sans avoir, au préalable, débarrassé l'urine de son acide urique et de ses matières organiques. Cet auteur a lui-même, pendant près de trois ans, examiné l'urine d'un grand nombre de malades atteints de dyspnée

(1) Reynoso: Loco citato.

(2) Becquerel. Etudes cliniques sur le diabète, in Moniteur des hôpitaux, 1857, p. 882.

due à une cause quelconque, et en particulier à la tuberculose; et, bien qu'il ait fait près d'un millier d'expériences, jamais il n'a trouvé de sucre. Il se fait fort de ces faits nombreux pour nier les résultats annoncés avant lui comme certains, et pour affirmer que, dans la grande majorité des cas, on ne trouve pas de sucre dans les urines des malades qui ne sont atteints que de troubles respiratoires.

Des travaux récents de Bruck, Tucken (1), Lecoq (2) ont démontré que les urines normales renferment des traces de sucre.

La glycosurie légère affirmée par Reynoso, mise en doute par Becquerel, ne saurait être confondue avec un diabète vrai qui viendrait compliquer la phthisie pulmonaire; aussi n'insisterons-nous pas davantage sur ce point.

Dans quelle forme de diabète survient la phthisie pulmonaire?

La phthisie pulmonaire ne se rencontre que dans le diabète confirmé, dans le diabète diathésique, c'est-à-dire dans celui dont l'action prolongée agit si profondément sur l'organisme. Telle est l'opinion de tous les médecins qui ont écrit sur ce sujet; aucun n'est plus précis ni plus affirmatif que M. Bouchardat. Pour que la phthisie pulmonaire survienne il est nécessaire et indispensable, suivant cet auteur, que le sucre soit éliminé par les urines pendant un certain temps, et en certaine quantité. Il fixe même un chiffre, 100 grammes, au-dessous duquel les tubercules ne se développent pas dans les poumons. Il nous semble par conséquent presque inutile de dire que la phthisie pulmonaire est complètement étrangère à ces

(1) Tucken (de Berlin). Gaz. heb., 1863, t. X, p. 116.
(2) Lecoq. Gaz. hebd., 1863, t. X, p. 35.

diabètes légers, continus ou intermittents, qui surviennent dans certaines circonstances accidentelles, à la suite, par exemple, d'une émotion, d'un accès d'hystérie, d'une attaque d'épilepsie, d'une éthérisation, d'une chloroformisation; pendant la grossesse, la coqueluche; qu'on ne le rencontre jamais dans ces diabètes qui succèdent à des surexcitations nerveuses, profondes ou fréquemment renouvelées, états morbides durant plus ou moins longtemps, et disparaissant le plus souvent sans nécessiter le moindre traitement.

Le diabète insipide qui présente, du reste, de grandes analogies avec le diabète sucré, paraît s'en distinguer complètement par son action sur l'organisme, et sur les voies respiratoires en particulier. Les nombreuses observations rassemblées dans la thèse de M. Lancereaux (70 à 80) ne nous fournissent que 2 cas de tuberculisation pulmonaire; encore, pour peu que l'on étudie ces deux faits, « on reconnaît bientôt qu'ils n'indiquent pas une influence fâcheuse de la polyurie par rapport aux organes respiratoires : l'un de ces cas, en effet, est celui d'un jeune homme qui abusait des alcooliques, et, pour qui sait l'action nuisible de ces excès sur les poumons en particulier, il est bien évident que ce cas reste sans valeur, au point de vue de la relation qui nous occupe ; l'autre est celui d'un homme âgé de 34 ans, et qui, d'après le Dr Kien (l'auteur de l'observation), avait dans sa famille des antécédents de phthisie » (1). Nous pouvons donc regarder sinon comme nulle, du moins comme fort douteuse, l'influence de la polyurie sur la tuberculisation pulmonaire.

Le diabète confirmé et de longue durée, quelle qu'en soit la cause, est le seul qui entraîne à sa suite la production de tubercules dans les poumons. Malgré la constitu-

(1) Lancereaux. De la polyurie, thèse d'agrég., p. 49, Paris, 1869.

tion, la vigueur, l'état de santé des personnes atteintes, si rien ne vient suspendre le cours de l'affection, modifier sa marche, l'économie tout entière ne tarde pas à recevoir une empreinte profonde, et la phthisie pulmonaire à entraîner, ainsi que nous allons le voir, dans près du tiers des cas, la mort des malades.

Fréquence de la phthisie diabétique.

Il nous est difficile, avec ce que nous avons recueilli dans les nombreux ouvrages publiés sur la glycosurie, d'établir d'une manière précise la fréquence de la phthisie dans le diabète. Au commencement de ce siècle les médecins, et parmi eux Bardsley et Copland, avaient été tellement frappés de la complication pulmonaire, qu'ils regardaient la phthisie comme une conséquence forcée de cette maladie.

Dans un travail publié en 1859, Griesinger (1) donne une statistique dans laquelle il fixe le rapport de la tuberculose avec le diabète à 43 ou 44 0[0. Son étude, basée sur 225 observations, dont 9 seulement lui sont personnelles, ne relate que 64 autopsies; dans ces 64 autopsies Griesinger a vu les lésions propres à la tuberculose signalées 31 fois; parmi les autres cas, dont l'autopsie n'a pas été publiée, un certain nombre présentaient des signes si nets, si accusés de phthisie qu'il était impossible de mettre en doute l'affection pulmonaire; mais il ajoute qu'il n'en tient aucun compte dans sa statistique, appuyée exclusivement sur les données fournies par l'ouverture cadavérique.

Des résultats aussi contradictoires auraient lieu de nous

(1) Von Griesinger. Studien über Diabetes. In Archiv für Phys. Heilkunde, 185 .

surprendre si nous ne considérions les conditions différentes dans lesquelles l'observation a été faite. A l'époque de Bardsley et de Copland, le diabète était une affection souvent méconnue. Par suite de l'insufisance des moyens de reconnaître la présence du sucre dans les urines et d'en doser la quantité avec exactitude, la glycosurie échappait souvent à l'attention des médecins, qui n'observaient guère que des diabétiques arrivés à la dernière phase de leur maladie. La complication pulmonaire était la seule qui eût été nettement signalée, et celle du reste qui devait apparaître le plus fréquemment à cette période. Quant à ces nombreux accidents, qui viennent si souvent interrompre le cours du diabète, ils n'avaient pu en reconnaître ni la nature, ni la gravité. Leurs affirmations étaient nécessairement erronées, puisqu'elles reposaient, non point sur des séries de diabétiques à différentes périodes de la maladie, mais sur des malades arrivés à la période cachectique. Bien plus, si on se rappelle les nombreuses causes de mort auxquelles sont exposés les diabétiques en dehors de la tuberculose pulmonaire, et l'influence d'un traitement rationnel sur la marche du diabète, il est difficile de ne pas trouver entachée d'exagération la statistique de Griesinger elle-même.

D'après Durand-Fardel (1), les résultats obtenus par l'auteur allemand tiennent au milieu dans lequel il a observé. En effet, la plupart des observations sur lesquelles s'appuie cette statistique ont été recueillies dans la *Littérature médicale*, qui ne publie guère que les cas observés dans les hôpitaux. Or, tout le monde sait dans quelles mauvaises conditions se trouve, sous tous les rapports, le diabétique obligé de venir se faire soigner à l'hôpital ; il y entre souvent lorsque sa maladie est déjà très-avancée,

(1) Durand-Fardel. Loco citato, p. 242.

subit difficilement le traitement nécessaire ; quitte parfois l'hôpital, son état étant à peine amélioré, pour y revenir quelque temps après plus profondément atteint. M. Durand-Fardel, qui se trouve à Vichy dans d'excellentes conditions pour observer des diabétiques appartenant à une classe plus relevée de la société, regarde la complication pulmonaire dont nous nous occupons, comme extrêmement rare chez les malades qui peuvent s'entourer de toutes les précautions voulues ; c'est aussi l'avis de M. le professeur Bouchardat.

En résumé, nous croyons que la proportion formulée par Griesinger ne saurait s'appliquer à la généralité des diabétiques. Exacte pour les diabétiques appartenant à la classe la moins fortunée de la société, sa statistique ne peut s'appliquer aux diabétiques riches, qui ne meurent de phthisie pulmonaire que dans des conditions exceptionnelles.

A quelle période du diabète survient la phthisie pulmonaire?

Nous avons rencontré dans les publications médicales un grand nombre d'observations de diabétiques, et nous n'avons jamais vu la phthisie survenir immédiatement après le début de la maladie. Toujours un temps plus ou moins long s'était écoulé entre l'apparition de la glycosurie et les premières manifestations de la tuberculose ; le diabétique était amaigri ; ses urines, abondantes, renfermaient une grande quantité de sucre et de nombreux produits de désassimilation ; l'état général était profondément atteint au moment où commençaient à apparaître les premiers symptômes de la phthisie pulmonaire. Déjà on avait observé divers accidents, des furoncles, des gangrènes, de l'amblyopie, des cataractes, des troubles du côté du sys-

tème nerveux et des voies digestives ; en un mot les premiers signes de la tuberculisation pulmonaire ne se déclaraient que lorsque la maladie avait atteint son summum d'intensité, lorsque l'alimentation était impuissante à réparer les pertes subies par l'organisme, lorsque était survenue ce que M. Jaccoud (1) a appelé la période autophagique.

La phthisie, dans le cas qui nous occupe, est toujours précédée d'une période d'amaigrissement, de cet état cachectique qui survient plus ou moins rapidement dans le cours du diabète. Ne pourrait-on pas se demander si cet amaigrissement ne serait point le premier signe d'une lésion pulmonaire, dont les autres symptômes sont encore trop peu accusés pour être reconnus ; il en serait ici comme dans la phthisie ordinaire où l'amaigrissement est déjà un résultat de la formation de tubercules dans le parenchyme pulmonaire, alors même qu'aucun autre signe ne peut en dénoncer la présence. La généralité des cas ne comporte pas une pareille interprétation. En effet, que d'observations de diabétiques arrivés à un état de cachexie profonde, et rendus à la santé, ou du moins considérablement améliorés par une hygiène et un traitement bien entendus ; M. Bouchardat en rapporte plusieurs exemples dans son Annuaire de thérapeutique de 1848. Les forces des malades ne se seraient point aussi rapidement rétablies si le poumon avait été le siége d'une lésion aussi grave que la tuberculose.

La question qui se présente maintenant à nous est bien autrement difficile à résoudre. A quel moment du diabète, c'est-à-dire après quelle durée se montre la cachexie et à sa suite la phthisie pulmonaire?

Avant de répondre, nous ferons remarquer qu'il est d'ordinaire impossible de déterminer exactement le début de

(1) Jaccoud. Leçons de clinique médicale, p. 800, 1867.

la glycosurie. Cette affection, suivant sa marche insidieuse, ne trouble point d'abord les principales fonctions organiques. La soif est vive ; les malades la mettent sur le compte de leur grand appétit ; l'abondance des urines, ils l'expliquent par l'abondance des boissons absorbées. Ils continuent leurs occupations jusqu'à ce que l'affection se traduise par quelques symptômes morbides plus nettement accusés.

On peut dire, d'une manière générale, que le début plus ou moins brusque, plus ou moins rapide de la période cachectique est dans un rapport immédiat avec l'intensité de la maladie elle-même, les résistances organiques propres à chaque individu, et surtout avec les conditions dans lesquelles le diabétique se trouve obligé de vivre.

Nous examinerons plus loin les causes susceptibles d'accélérer ou de retarder l'apparition de la tuberculose, et nous reproduisons d'abord, malgré son insuffisance, ce tableau de Griesinger (1) sur la durée du diabète qui donne l'époque à laquelle sont morts les diabétiques tuberculeux.

Nombre des diabétiques.	Durée de l'affection.	Morts tuberculeux.
1	3 mois	»
2	6 mois	»
13	6 mois à 1 an	3
39	1 à 2 ans	17
20	2 à 3	11
7	3 à 4	4
2	4 à 5	»
1	5 à 6	1
2	6 à 7	»
1	7 à 8	»
12	?	3
100		39

(1) Griesinger. Loco citato.

Nous ne pouvons malheureusement attacher une grande importance à une statistique dans laquelle on ne signale ni l'âge des malades, ni leur sexe, ni leurs conditions d'existence, toutes choses ayant une influence considérable sur le développement de la phthisie diabétique.

Il nous est cependant permis de constater que la tuberculose n'est pas survenue chez des diabétiques morts après six mois de maladie seulement, mais qu'elle a fourni son maximum de fréquence, toute proportion gardée, après trois ou quatre ans de maladie. Nous pouvons encore voir là la preuve d'un fait, que nous avons avancé précédemment, c'est-à-dire que la phthisie pulmonaire ne se développe que lorsque le diabète a eu une action prolongée sur l'organisme.

Causes qui précipitent ou retardent l'époque d'apparition de la phthisie diabétique.

Les causes, dont l'influence incontestable agit sur l'époque d'apparition de la phthisie diabétique, sont de deux ordres : les unes dépendent des conditions de bien-être, des conditions hygiéniques dans lesquelles vit le malade, les autres sont inhérentes à l'individu lui-même.

Parmi les causes inhérentes au sujet, nous trouvons l'âge, le sexe et la constitution.

Le diabète, aussi peu fréquent dans la vieillesse que dans la première enfance, se complique rarement de phthisie pulmonaire aux deux extrémités de la vie.

Il est une époque où l'âge semble avoir une influence décisive sur l'apparition de la tuberculose : c'est le moment de la puberté. Les auteurs les plus autorisés s'accordent pour dire que le diabète est une maladie d'autant plus grave que l'âge est moins avancé, qu'entre 15 et 20 ans il aboutit presque toujours à la phthisie. M. Bouchardat s'exprime ainsi : « Quand on n'a point passé l'âge de la tuberculisation pulmonaire (22 ans), on doit toujours penser à cette fatale complication, et tout faire pour l'éviter » (1). Traube (2) et Durand-Fardel (3) émettent une opinion analogue. Chez la plupart des diabétiques jeunes, on voit survenir la période cachectique avec une rapidité qu'on n'est point habitué à rencontrer à une autre période de la vie. Cela tient-il à la facilité avec laquelle la tuberculose survient chez les jeunes gens, à la chlorose avec troubles nerveux si fréquents à cet âge ? Quoi qu'il en soit l'organisme est impuissant à résister à des pertes incessantes ; les forces s'épuisent rapidement ; l'amaigrissement se prononce chaque jour d'avantage, et le plus souvent l'espace d'une année ou de deux au plus, suffit pour préparer le terrain où la phthisie pulmonaire va se développer presque fatalement.

Il n'en est plus de même à une époque avancée de la vie ; l'ensemble des phénomènes se présente sous un aspect différent. A mesure que le diabète survient dans un âge plus avancé, la marche de l'affection paraît plus lente; la maladie se traîne en longueur avec des rémissions, et la tuberculose, lorsqu'elle se développé, n'apparaît souvent que fort longtemps après le début de la glycosurie.

Nous ne savons que fort peu de chose au sujet de l'influence du sexe sur le développement de la phthisie diabétique; les renseignements que nous avons rencontrés sont trop incomplets pour nous permettre de formuler une opinion. Les auteurs, cependant, pensent que la femme, par suite de son organisation plus faible, plus délicate, présente, en général, moins de résistance à l'action dé-

(1) Bouchardat. Ann. thérap., 1869, p. 311.

(2) Traube. Die Symptome des Krankeiten des Respirations vund Circulations-apparats. Berlin, 1867, p. 113.

(3) Durand-Fardel. Loco citato, p. 399.

pressive du diabète, et qu'elle serait, par conséquent, plus exposée que l'homme à la tuberculose.

La *constitution*, c'est-à-dire l'ensemble des forces organiques propres à chaque individu, semble jouer un rôle important dans l'apparition plus ou moins prompte des phénomènes de consomption. La plupart des médecins qui ont vu et soigné un certain nombre de diabétiques, font remarquer que quelques-uns, malgré des pertes énormes subies chaque jour par l'organisme, conservent leur embonpoint, grâce à l'admirable activité de leurs fonctions digestives, ne brûlent pas leur graisse. Pendant tout le temps que le diabète reste stationnaire, à cette période que les médecins anglais, et avec eux Jaccoud (1), ont dénommée diabète gras, le développement de la phthisie pulmonaire n'est point à redouter. Le malade reste à l'abri de cette redoutable complication jusqu'à ce que les fonctions digestives, étant brusquement troublées, les pertes ne se réparent plus, la graisse disparaisse, l'amaigrissement s'accentue, jusqu'à ce que la période cachectique survienne, et qu'il se trouve, après un temps dont il est impossible de fixer la durée, dans cet état où la genèse de la tuberculose est imminente.

D'autres malades, de constitution débile, névropathiques, dyspeptiques pour la plupart, ne peuvent supporter, sans être promptement épuisés, des pertes qu'ils ne sauraient réparer; on les appelle, par opposition aux précédents, *diabétiques maigres*. Chez eux la glycosurie arrive rapidement à sa dernière période.

Nous venons de voir que l'âge, la constitution avaient une grande influence sur le développement de la phthisie diabétique; mais, si vraie que soit cette influence, elle ne saurait être comparée à l'action des conditions hygiéniques

(1) Jaccoud. Clinique médicale, p. 801.

dans lesquelles vivent les malades atteints de diabète. Aussi, nous l'avons déjà dit précédemment, et c'est l'opinion de presque tous les médecins qui, depuis trente ans, ont écrit sur cette question, la phthisie diabétique est-elle infiniment plus fréquente chez les malheureux que chez les riches, c'est-à-dire, que chez ceux qui peuvent s'entourer de tous les soins, de tout le confortable nécessaire. En effet, c'est presque entièrement dans les classes pauvres, comme l'attestent les nombreux écrits de M. Bouchardat et de M. Durand-Fardel, les nombreux faits de Griesinger, recueillis presque tous dans la pratique des hôpitaux, que se montrent les complications pulmonaires de nature tuberculeuse consécutive au diabète; ce n'est que par suite des déperditions continues que subit l'organisme, d'une alimentation insuffisante à réparer les pertes, que nous voyons habituellement de tels accidents survenir. Je suppose le cas suivant : le diabète se déclare chez un ouvrier sans fortune, sans argent, obligé de gagner chaque jour son pain et celui de sa famille ; que deviendra ce malheureux? Ses forces, épuisées, seront bientôt impuissantes à subvenir à ses besoins exagérés. Il entre à l'hôpital ; là il est soumis au régime des diabétiques ; tous les symptômes de sa maladie s'amendent ; ses forces renaissent, il se croit guéri et veut reprendre son travail. Pourra-t-il se priver de pain, suivre un régime exclusivement animal, se vêtir suffisamment? En supposant qu'il en eût le désir et la volonté, ses ressources ne le lui permettent pas. Le sucre reparaîtra promptement et en grande quantité dans les urines, les autres symptômes du diabète, polydypsie, polyurie, etc., se montreront dans toute leur intensité; ses forces seront promptement épuisées, et il rentrera à l'hôpital plus malade que la première fois. Peut-être en sortira-t-il encore? Mais les résistances organiques seront bientôt brisées, et si rien ne vient interrompre brusquement le cours du diabète, la phthisie pulmonaire ne tardera pas à apparaître.

Il est bien loin d'en être de même pour le malade de la classe aisée, qui peut suivre un régime convenable et une hygiène appropriée. S'il est déjà d'un certain âge, s'il a la ferme volonté de guérir, s'il est capable d'observer dans toute sa rigueur le régime recommandé, il peut prolonger presque indéfiniment son existence. Par suite du régime et de l'hygiène les principales manifestations de la glycosurie disparaissent, le sucre ne se retrouve plus dans les urines qu'en quantité insignifiante, et une amélioration telle survient qu'il est possible dans bien des cas de l'assimiler à une guérison véritable. Qui n'a eu, en effet, l'occasion de rencontrer dans le monde des personnes qui, diabétiques depuis de longues années, paraissent jouir d'une excellente santé. Il ne faudrait point cependant s'endormir dans une dangereuse sécurité, car le sucre peut reparaître dans les urines et parfois en dépit du traitement les forces organiques commencent à baisser, des troubles dyspeptiques se manifestent, l'amaigrissement s'accentue chaque jour davantage, et la phthisie pulmonaire vient terminer la scène.

Il n'est pas jusqu'aux goutteux diabétiques, qui ne soient exposés à mourir de tuberculose pulmonaire. Les diabètes qui surviennent à la suite de la goutte ou de la gravelle sont en général peu intenses et faciles à enrayer. Cependant des cas se rencontrent où le sucre apparaît en grande abondance dans les urines, où les autres symptômes du diabète sont très-accusés, où des accidents graves peuvent survenir. Voici ce que dit M. le professeur Charcot à ce sujet :

« Le pronostic peut être quelquefois aussi grave, en pareil cas, que lorsqu'il s'agit du diabète ordinaire ; on voit survenir des accidents gangréneux et la phthisie ;

cependant, il faut le reconnaître, le diabète goutteux est le plus souvent d'une bénignité relative, surtout si le malade suit un régime convenable » (1).

M. Charcot cite un fait bien remarquable de ce genre: Un père goutteux et diabétique meurt phthisique à l'âge de 48 ans : deux de ses enfants deviennent diabétiques et meurent, l'un d'accident et l'autre phthisique, comme le père à 48 ans.

M. Brouardel (2), dans sa thèse d'agrégation, rapporte, d'après M. Galtier-Boissière, un cas de diabète persistant, survenu après des accès de goutte multiples. Le malade *succomba à une phthisie très-rapide*.

Nous en avons trouvé un exemple observé par Billiard (de Corbigny) (3). C'était un malade goutteux depuis vingt ans, diabétique depuis trois, et qui mourut phthisique à l'âge de 70 ans.

Pathogénie.—L'influence du diabète sur le développement de la phthisie pulmonaire diabétique est incontestable. Nous ne connaissons aucune maladie aiguë ou chronique qui, sous ce rapport, puisse lui être comparée. Comment expliquer cette action de la glycosurie sur les voies respiratoires? Existe-t-il par le fait de l'affection première une sorte d'action élective sur le poumon, ou bien faut-il chercher la cause de cette funeste terminaison dans les conditions organiques déterminées par la glycosurie? Les hypothèses faites dans le but d'expliquer la genèse de la tuberculose diabétique sont nombreuses, mais ne reposent la plupart que sur certaines manifestations du diabète, à l'exclusion des autres, et non sur l'action générale de cette maladie sur l'organisme.

(1) Charcot. Leçons sur les maladies des vieillards et les maladies chroniques, p. 161.

(2) Brouardel. Thèse d'agrégation, p. 15. Paris, 1869.

(3) Gazette des hôpitaux. 28 avril 1862.

M. Fauconneau-Dufresne, dans son Guide du diabétique (1), explique cette fréquence de la phthisie consécutive au diabète de la manière suivante. Le travail exagéré des poumons est une cause de phthisie; or, le diabétique, qui est obligé de brûler dans cet organe une quantité considérable de sucre, se trouve dans des conditions favorables à la genèse de la tuberculose pulmonaire.

Cette théorie est matériellement basée sur une erreur. Il est parfaitement établi que la combustion des matières hydrocarbonées ne se fait pas seulement dans le poumon, mais bien dans tout l'organisme; il est établi, de plus, que chez le diabétique, la fonction respiratoire, loin d'être augmentée, comme cette hypothèse semblerait vouloir l'établir, est au contraire considérablement diminué. Voit et Pettenkofer (2), qui ont très-bien étudié les troubles des fonctions respiratoires, ont démontré que la quantité d'oxygène qu'absorbent les diabétiques, est beaucoup moindre que celle que l'on consomme en santé, qu'ils rendent également moins d'acide carbonique.

Voici les chiffres :

En vingt-quatre heures.	Homme sain.	Diabétique.
Oxygène absorbé,	708,9	572,2
Acide carbonique exhalé.	911,5	659,3
Eau exhalée.	828,0	611,3

De plus on sait que chez l'homme sain, en augmentant l'alimentation animale, on augmente aussi l'absorption d'oxygène ; chez les diabétiques il n'en est pas ainsi.

	Homme sain.	Diabétique.
Nourriture mixte.	832	680
Nourriture azotée.	865	613
Inanition.	760	340

(1) Fauconneau-Dufresne. Guide du diabétique, p. 91.
(2) Emprunté à la thèse de Brouardel.

Il nous semble inutile d'insister davantage.

Marchal (de Calvi) a émis sur cette question une opinion diamétralement opposée. Voici, du reste, comment il s'exprime : « Le produit de la digestion des aliments respiratoires étant perdu en très-grande partie, le poumon agit moins, et agissant moins, se laisse envahir par la matière tuberculeuse...., Celui-ci se défend donc contre le tubercule par l'action, et l'on pourrait voir dans ce fait un cas particulier d'une loi qui ressort d'un grand nombre d'observations de parasitisme, savoir que, lorsqu'une existence supérieure s'affaiblit, les existences inférieures s'en emparent. Le tubercule avec son évolution propre peut être considéré comme un parasite » (1).

Cette hypothèse, comme la précédente, ne nous paraît guère admissible. Les matériaux hydro-carbonés ne manquent assurément pas aux poumons, puisque l'organisme en est encombré, et par conséquent on ne saurait expliquer par leur disparition la faiblesse de l'acte respiratoire. Si nous avions à chercher la cause de cet affaiblissement fonctionnel du poumon, nous admettrions plus volontiers les idées de Vogel que nous trouvons reproduites dans la thèse d'agrégation de M. Brouardel (2). Selon cet auteur, la sécheresse de toutes les surfaces d'exhalation serait due au changement de densité du sérum du sang. En généralisant ce fait le poumon n'échapperait pas à cette condition organique, et d'après les lois des échanges gazeux, la diminution des phénomènes respiratoires en serait la conséquence forcée. Mais hâtons-nous de dire que, quelle que soit d'ailleurs la cause immédiate des troubles fonctionnels des poumons, nous ne saurions trouver là une explication suffisante de la fréquence de la phthisie diabé-

(1) Marchal de Calvi. Des accidents diabétiques, p. 442.
(2) Loco citato, p. 19.

tique; nous pouvons citer, comme appui, l'opinion de médecins compétents qui regardent la diminutiou de l'hématose comme une condition préservatrice des néoformations tuberculeuses (Jaccoud, Lombard de Genève). La phthisie serait rare sur les plateaux élevés, fréquente dans les vallées basses, et disparaîtrait à mesure qu'on s'élève davantage, c'est-à-dire à mesure que la raréfaction de l'air augmente et que conséquemment l'hématose pulmonaire diminue.

Mandl (1), qui a fait des recherches sur les rapports du sang et des divers tissus contenant du sucre, est d'avis que, dans ce cas particulier, les tubercules proviennent *des parties élémentaires du sang sorties des vaisseaux et caillées.* Les expériences lui ayant permis de constater que le sang chargé de sucre laisse transsuder, outre l'eau et les sels, de l'albumine et de la fibrine, il croit avoir trouvé dans ce fait la solution du problème. Nous n'insisterons pas sur cette théorie, que nous ne connaissons que par le résumé qu'en donne le *Canstatt*, car nous n'avons pu, à notre grand regret, nous procurer les recherches de Mandl sur les causes de la phthisie diabétique. Cependant nous devons faire remarquer que les idées de Mandl diffèrent essentiellement des idées reçues sur la genèse du tubercule en général. Ce produit n'est pas une coagulation d'éléments organiques, mais le résultat d'une néoplasie inflammatoire, c'est-à-dire un composé de cellules embryonnaires susceptibles de régression.

Richardson (2) émet sur le même sujet une opinion toute particulière. Ce n'est point, pour lui, dans l'altération du sang, qu'il est nécessaire de rechercher la cause productrice de la phthisie; mais plutôt dans un trouble spécial

(1) Canstatt's Jahresbericht, 1860, t. IV, p. 263.
(2) Richardson (Benj. W.). Loco citato.

de l'innervation du poumon, trouble se rattachant à une lésion cérébrale. Il est persuadé que, lorsque la tuberculose pulmonaire se développe dans le cours du diabète, le travail morbide se fait par l'intermédiaire du système nerveux, c'est-à-dire par l'intermédiaire de l'innervation du parenchyme pulmonaire. Il refuse toute action aux modifications survenues dans l'état du sang ; car, ainsi qu'il le fait remarquer, le diabète peut exister longtemps, sans avoir une issue fatale, sans intercurrence de phthisie pulmonaire, sans aucun signe de celle-ci.

En un mot, selon Richardson, les lésions tuberculeuses ne se développent que dans le cas où le diabète dépend d'une lésion de la base du crâne, qui a également envahi les racines des nerfs qui se distribuent aux poumons.

Cette opinion du médecin anglais nous paraît être le résultat d'une généralisation un peu hâtive, basée sur un nombre insuffisant de preuves. Il ne parle, en effet, dans son travail, que de trois ouvertures cadavériques. Personne, que nous sachions, n'avait songé avant cet auteur à regarder la phthisie pulmonaire comme la conséquence d'une affection cérébrale. Que de diabétiques qui meurent avec des tubercules dans les poumons, et qui cependant n'ont jamais présenté, même à l'examen le plus minutieux, le moindre signe d'une lésion des centres nerveux!

Pavy (1), au contraire de Richardson, attribue à l'altération du sang les désordres pulmonaires, qui se manifestent dans le cours de la glycosurie. Il est nécessaire de rappeler ici qu'il ne regarde la phthisie diabétique que comme une inflammation chronique du poumon, amenant la désorganisation du tissu pulmonaire, et la formation de cavernes. Pour lui, cette inflammation ne dépend que d'une seule cause, de l'état du sang, ou mieux de la pré-

(1) On Diabetes, loco citato.

sence dans le liquide sanguin d'une proportion de sucre suffisante pour altérer ses qualités naturelles, et le rendre impropre à accomplir ses fonctions normales. « En bonne physiologie, dit cet auteur, nous admettons que les phénomènes qui se produisent normalement dans l'organisme par suite d'une relation naturelle entre le sang et les tissus engendrent une force qui favorise matériellement la circulation dans les vaisseaux. Si cette relation est troublée, il est facile de comprendre que la force qui en est la conséquence, puisse être affaiblie. Dès lors, une cause qui n'exercerait aucune influence sur un individu bien portant, agit sur le diabétique, et entraîne une congestion locale, qui est suivie d'un processus inflammatoire. »

Une première objection qu'on peut faire à cette hypothèse, c'est que chez le diabétique la phthisie n'est pas toujours le résultat d'une simple inflammation chronique. En effet, nous le verrons en traitant de l'anatomie pathologique, certaines autopsies démontrent de la façon la plus nette, la plus irrécusable, l'existence de lésions véritablement tuberculeuses ; nous verrons aussi que les ressemblances entre les lésions de la pneumonie caséeuse et de la phthisie tuberculeuse sont telles qu'on les regarde, dans les écrits les plus récents, comme deux manifestations d'une même diathèse, et que l'on conclut à leur identité.

Nous reconnaissons avec Pavy que la présence du sucre est une condition favorable au développement d'états inflammatoires multiples, et nous trouverions volontiers dans cette intoxication sucrée du sang la raison de la fréquence et de la gravité de ces inflammations, que nous voyons se produire si fréquemment dans le cours du diabète : les anthrax, les furoncles, les gangrènes, la pneumonie, etc. Mais nous nous séparons complètement de lui dans l'interprétation de la cause de la phthisie ; car il est parfaitement démontré que chez le diabétique cette terminaison n'est point nécessairement le résultat de la quantité plus ou moins grande de sucre contenu dans le sang ; qu'elle ne survient dans la généralité des cas que lorsque l'organisme est impuissant à résister aux pertes incessantes qu'il subit de toutes parts.

M. Durand-Fardel s'exprime ainsi : « Le sucre qui n'est pas éliminé par nos urines pénètre nos tissus et détermine une véritable intoxication sucrée, à laquelle il faut rapporter la plupart des symptômes et des accidents du diabète, et définitivement la cachexie simple et même tuberculeuse » (1).

M. le professeur Bouchardat attribue la phthisie diabétique « à l'insuffisance continue des aliments de la calorification. »

« Il est bien évident, dit-il, que le fait le plus considérable dans la santé d'un glycosurique est cette élimination de glycose qui, dans quelques conditions, peut s'élever à un kilogramme par jour ; cette formation et cette élimination s'effectuent par suite de la non-utilisation de la masse principale des aliments et des ressources de l'économie. Le rôle du principe éliminé est bien évidemment, à l'état physiologique, de pourvoir aux besoins de la calorification. Or, un glycosurique est donc, en définitive, dans une condition telle qu'il élimine, sans l'utiliser, une quantité considérable du principal aliment de la calorification. Bornons-nous à constater ici que, lorsque cette élimination s'est continuée pendant un long espace de temps, en quantité considérable, des tubercules apparaissent toujours dans les poumons. »

Ainsi, pour M. le professeur Bouchardat, le développement de la tuberculose est une conséquence forcée de l'élimination du sucre en quantité considérable et de l'abaisse-

(1) Brouardel. Loc. cit., p. 23.

ment de température qui en résulte. Le glycosurique perdant chaque jour le « principal aliment de la calorification » perd en même temps et en proportion la faculté de maintenir sa température au degré nécessaire, et se trouve dans l'impuissance de réagir pendant longtemps contre toutes les causes de refroidissement qui l'entourent.

Telles sont les différentes théories sur la pathogénie de la phthisie diabétique que nous avons rencontrées dans les écrits des médecins qui se sont occupés de cette question.

S'il nous était permis, après tant d'observateurs éminents, de donner aussi une opinion, nous croirions qu'il serait plus rationnel de rechercher avec M. Bouchardat la cause de la phthisie pulmonaire diabétique, non pas dans une action spéciale en quelque sorte spécifique de la glycosurie sur les voies respiratoires, mais plutôt dans l'action générale de cette maladie sur l'organisme. Il en serait ici comme chez ces malheureux épuisés par des suppurations intarissables ou des privations de toute sorte qui se tuberculisent lorsque les ressources de l'économie ont été entièrement consommées, et que nous voyons si fréquemment mourir dans les hôpitaux de phthisie pulmonaire.

Ce n'est point en un mot à un trouble pathologique à l'exclusion de tout autre, mais bien à l'ensemble des pertes successives, des perturbations organiques, qui ont pour conséquence ultime l'épuisement, la cachexie qu'il est nécessaire d'attribuer le développement de la tuberculose chez les diabétiques.

La fréquence de la phthisie pulmonaire dans le cours du diabète s'explique par l'action dépressive si puissante que ette maladie possède sur l'organisme.

CHAPITRE III.

ANATOMIE PATHOLOGIQUE.

L'altération du poumon que nous étudions a toujours été désignée sous le nom de phthisie pulmonaire diabétique, et, par cette expression, la plupart des auteurs voulaient indiquer la tuberculose du poumon, avec infiltration du tissu, dégénérescence et formation de cavernes. Nous verrons dans la symptomatologie combien est rapide, dans la généralité des cas, l'évolution de cette forme de phthisie, et avec quelle promptitude la mort arrive à la suite. Le plus grand nombre des auteurs décrivent des cavernes tuberculeuses, des lésions variées du poumon, absolument semblables à la tuberculose ordinaire. La rapidité avec laquelle se développent et se généralisent les lésions semble être leur seul caractère distinctif. L'autopsie, du reste, ne révèle rien de spécial à cette affection. Les poumons sont plus ou moins envahis par les produits de la tuberculose arrivés à différents degrés de développement. On y rencontre des cavernes de volume extrêmement variable et parfois des excavations qui occupent la presque totalité d'un lobe.

Richardson (1) regarde, au contraire, comme extrêmement rare la formation de cavernes dans la phthisie diabétique.

Dans trois autopsies de diabétiques morts tuberculeux, il n'a constaté qu'une fois l'existence d'une caverne. Les tubercules, pour lui, n'auraient pas le temps de se ramollir, et il en trouve l'explication dans l'action du diabète lui-même, qui, enlevant l'eau des tissus, empêcherait le

(1) Richardson. Loco citato.

ramollissement de se produire. Sans mettre en doute les faits relatés par Richardson, nous persistons à croire qu'on rencontre assez fréquemment des cavernes, même volumineuses, dans la phthisie diabétique. Nous n'en voulons pour preuve que les observations que nous rapportons à la fin de ce travail. Dans la première, le lobe supérieur du poumon gauche ne forme plus qu'une vaste anfractuosité, dans la deuxième, le sommet du poumon gauche est le siége de plusieurs cavernes.

Cependant, il ne faudrait pas rapporter à la tuberculose toutes les excavations que l'on peut trouver dans le poumon du diabétique. La gangrène pulmonaire, qui paraît être assez fréquente chez les glucosuriques, peut donner lieu à la formation de cavernes, qui demandent un examen attentif; car la gangrène pulmonaire, dans ce cas particulier, ne présente pas la fétidité caractéristique de ce genre de lésion. Nous ajouterons, du reste, que les auteurs qui en parlent ne font qu'indiquer le fait en passant, et que les renseignements que nous avons pu recueillir sur ce point sont très-incomplets.

Pavy, dans son Traité du diabète, met en doute l'existence du tubercule dans la phthisie pulmonaire diabétique. Il pense que l'on prend pour de véritables phthisies des inflammations chroniques des poumons.

Voici de quelle façon il s'exprime à ce sujet: « La forme chronique de maladie pulmonaire qui se montre si souvent associée avec le diabète est généralement rapportée à la phthisie. Mais, bien qu'elle suive la même marche, et présente les mêmes symptômes que la phthisie tuberculeuse, cependant elle semble en réalité constituer un résultat d'une simple inflammation chronique, avec désorganisation du tissu pulmonaire et formation de cavités, sans avoir été précédée ou accompagnée d'aucun dépôt strumeux ou tuberculeux. A moins, ajoute-t-il, que l'induration grise qui entoure ces cavités, et que beaucoup considèrent comme le produit d'une inflammation simple ne soit envisagée comme de nature tuberculeuse, il n'y a rien de tuberculeux dans cette affection (1). »

Pavy cite à l'appui de son opinion le docteur Wilks qui admet, lui aussi, que les lésions pulmonaires ne sont pas d'origine tuberculeuse.

Nous, pouvons citer plusieurs observations de phthisie diabétique dans lesquelles les lésions trouvées à l'autopsie n'étaient certainement pas le produit exclusif d'une inflammation simple, puisque dans ces cas il y avait une tuberculose généralisée. Ainsi que nous allons le voir, des lésions pathologiques existaient non-seulement dans les poumons, mais aussi dans le péritoine, c'est-à-dire dans une membrane sur laquelle il est facile de distinguer, même à l'œil nu, les caractères du tubercule primitif. Nous empruntons à Lebert (2) l'observation suivante, de laquelle nous retranchons tout ce qui n'a pas trait à notre sujet :

Diabète sucré, signe de tubercules pulmonaires; mort par hydrocéphalie aiguë.

«Le malade, âgé de 33 ans, a été pris depuis un an des symptômes du diabète qui le jeta assez promptement dans un état de faiblesse et de maigreur. Pendant l'été de 1854, il fut pendant six semaines dans ma division, il la quitta un peu amélioré ; mais bientôt les symptômes reparurent : il rentra le 14 janvier 1855. Il est toujours tourmenté de soif et de besoins d'uriner fréquents. Ses urines ont une pesanteur spécifique de 30 et renferment beaucoup de sucre. Il est faible et maigre, mais il ne souffre point, et ses digestions sont normales ; il tousse avec ex-

(1) Pavy. Loco citato, p. 223.
(2) Lebert. Traité d'anatomie path., t. II, p. 35.

pectoration muqueuse, quelquefois avec des stries de sang. On constate les signes de tubercules pulmonaires, surtout au sommet droit. La peau est sèche, rugueuse, comme atteinte d'ichtyose. (Il meurt le 1er mars, treize jours après le début d'accidents cérébraux.)

Autopsie faite trente-six heures après la mort.

La dure-mère est très-injectée ; œdème sous-arachnoïdien considérable ; beaucoup de liquide à la base du crâne ; la surface du cerveau est très-injectée ; sa consistance un peu molle. Les ventricules latéraux sont distendus par environ 80 grammes d'un liquide transparent ; les parties centrales, le septum et la voûte sont d'une mollesse diffluente ; les tubercules quadrijumeaux aplatis et ramollis. Les troisième et quatrième ventricules sont également distendus par du liquide. Aucune autre altération dans le cerveau. Les *poumons* sont parsemés de tubercules jaunâtres ou caséeux ; dans le lobe moyen il y a plusieurs petites cavernes du volume d'une noisette. A la partie antérieure des lobes supérieurs et sur les bords, existe un emphysème prononcé. Le tissu pulmonaire autour des tubercules est hépatisé. Dans les glandes bronchiques il y a aussi des tubercules. *Le péritoine est généralement parsemé de granulations tuberculeuses et de tubercules jaunes caséeux.*

Le foie augmenté de volume, gorgé de sang noir, d'une couleur brun-cerise, offre surtout une hypérémie prononcée dans sa partie droite. »

Dans une courte notice sur trois autopsies de diabétiques, Recklinghausen relate les lésions qui existaient dans les trois cas examinés par lui (1).

(1) V. Recklinghausen. Drei Fälle von Diabetes mellitus. (Virchow's Archiv, t. XXX, p. 364, 1864).

Quoique son attention ait été attirée principalement vers un autre fait en dehors de notre sujet, l'auteur indique néanmoins en quelques mots l'état dans lequel se trouvaient les poumons. Dans le premier cas, dit-il, il existe des cavernes volumineuses, des foyers d'hépatisation caséeuse, des noyaux miliaires des bronches, une ulcération d'un des cartilages aryténoïdes, des ulcérations dans le gros et le petit intestin, ainsi qu'une sclérose légère des artères.

Son troisième malade présenta longtemps une expectoration mêlée de sang, avec aggravation graduelle des symptômes de la tuberculose; il mourut à la suite d'une hémoptysie. L'autopsie révéla des cavernes nombreuses dans les deux poumons, avec induration ardoisée du tissu pulmonaire; il existait une ouverture dans une artère à nu au milieu d'une caverne; *de nombreuses ulcérations furent rencontrées dans le larynx et l'intestin grêle, et des noyaux tuberculeux furent trouvés dans le foie et dans les reins.* Dans ces deux cas, Recklinghausen admet le tubercule comme cause du processus dégénératif du poumon. A ce point de vue, il paraît établir une différence assez tranchée entre ces faits et le deuxième, qu'il considère comme appartenant plutôt à la pneumonie caséeuse. Dans ce dernier cas il y avait à gauche une pleurésie récente, des deux côtés une pneumonie caséeuse avec de grandes cavernes, et de plus un foyer de gangrène dans le lobe inférieur du poumon gauche. La nécrose de la plèvre au niveau de ce foyer avait déterminé la pleurésie qui a entraîné la mort.

Bien que le microscope ne soit pas venu corroborer les résultats de l'observation microscopique, l'autorité de Recklinghausen en pareille matière nous porte à croire que c'est intentionnellement qu'il a employé des expressions différentes pour désigner des processus parfaitement distincts l'un de l'autre dans son esprit.

Ces faits, bien que peu nombreux, nous paraissent suffisants pour infirmer l'opinion si exclusive de Pavy, qui ne veut voir dans la phthisie diabétique qu'une inflammation chronique, qu'une pneumonie caséeuse. Ils démontrent aussi qu'on peut rencontrer à la suite du diabète, non-seulement des lésions pathologiques localisées dans les poumons, mais même, dans certains cas, une tuberculisation généralisée.

Il est un autre point sur lequel nous désirons appeler l'attention : nous voulons parler de l'opinion récemment émise par M. Grancher (1) sur l'identité de la tuberculose pulmonaire et de certaines formes de pneumonie caséeuse. Nous sommes d'autant plus disposé à nous prévaloir des idées de M. Grancher qu'il les a émises à propos *d'un cas de phthisie diabétique*, dont il a bien voulu nous communiquer l'observation.

Voici du reste quels ont été les résultats de l'autopsie et de l'examen microscopique : « Les deux poumons présentaient des masses de volume variable, dures, d'un blanc grisâtre, rappelant à la coupe le fromage frais de Roquefort, et répondant tout à fait aux descriptions ordinaires de la *pneumonie caséeuse.* Quelques-unes de ces masses avaient la grosseur d'une petite pomme ; d'autres celle d'une noisette ; d'autres enfin étaient de véritables petits foyers miliaires arborescents et disséminés çà et là, surtout au voisinage des grandes masses. Autour de ces nodules caséeux le tissu pulmonaire était plus ou moins injecté, peu crépitant, en voie de pneumonie en un mot. Vers la base du côté droit, et sous la plèvre, se montraient quelques groupes de granulations tuberculeuses vraies. On sait du reste qu'on en rencontre presque toujours dans les pneumonies caséeuses les plus franches, seulement il

(1) Grancher. Archives de physiologie, 1872, p. 630.

faut les rechercher attentivement, car elles peuvent passer inaperçues. »

A la suite de l'étude des lésions pulmonaires de ce fait intéressant, M. Grancher pose les conclusions suivantes : « Dans le tissu d'un noyau de pneumonie caséeuse on retrouve, sauf quelques détails, la structure de la granulation tuberculeuse. En effet, il est permis d'observer une zone centrale identique dans les deux produits pathologiques, c'est-à-dire un tissu finement grenu, réfringent, semé de grains pigmentaires noirâtres, et traversé par la charpente élastique des parois alvéolaires. » Ce qui distingue d'après M. Grancher la zone périphérique de la pneumonie caséeuse de celle du tubercule, c'est la prédominance dans la première des cellules catarrhales intra-alvéolaires qui sont bien plus abondantes que dans la seconde. En résumé, il admet que la granulation tuberculeuse est une néo-formation surtout embryonnaire et nodulaire, tandis que la pneumonie caséeuse est une néoformation embryonnaire, sous forme d'infiltration combinée à une néoformation catarrhale. Il résulte donc que pneumonie caséeuse et tuberculose miliaire sont deux expressions qui représentent deux variétés d'un même processus.

Nous trouvons exposée dans une thèse récente une manière de voir analogue à celle de M. Grancher : « Telle que nous la comprenons, la tuberculose sort du cadre restreint où l'avait enfermée Virchow ; elle devient une maladie qui présente des lésions d'ordres différents ; la granulation et les inflammations caséeuses (1). »

De tout ce qui précède, nous croyons pouvoir tirer les conclusions suivantes :

1° Les lésions pulmonaires de la phthisie diabétique

(1) Thaon. Thèse de Paris, 1873, p. 45.

sont des lésions tuberculeuses, au même titre que celles de la phthisie ordinaire.

2° Il est impossible d'admettre avec Pavy et Wilks, après les résultats donnés par les recherches micrographiques, que la phthisie diabétique soit exclusivement le produit d'une inflammation simple du parenchyme pulmonaire.

CHAPITRE IV.

ÉVOLUTION DE LA PHTHISIE DIABÉTIQUE.

Symptômes. — Les lésions trouvées à l'autopsie semblent ranger, comme nous venons de le voir en traitant de l'anatomie pathologique, la phthisie pulmonaire consécutive au diabète dans ce qu'on a décrit sous le nom de phthisie chronique. Mais il nous est permis de noter dans l'évolution des symptômes des différences caractéristiques, qu'il est important de signaler et qui donnent à cette complication du diabète une physionomie toute spéciale. Nous allons, en cherchant autant que possible à suivre l'ordre d'évolution des symptômes, tracer les principaux caractères qui paraissent distinguer cette affection de la tuberculose ordinaire.

La phthisie pulmonaire diabétique débute le plus souvent d'une manière insidieuse. Il est presque toujours impossible de fixer le moment précis d'apparition. Depuis un temps donné, le malade a maigri ; les fonctions digestives se sont troublées ; des douleurs gastriques, qui augmentent après l'ingestion des aliments, des nausées, des vomituritions, des vomissements sont survenus ; les fonctions digestives se sont troublées, l'équilibre entre les *excreta* et les *injesta* est rompu.

C'est à ce moment que le médecin doit se tenir sur ses gardes, qu'il doit, à des époques rapprochées, ausculter la poitrine de son malade avec la plus scrupuleuse attention. La tuberculose est imminente; tantôt elle survient à la suite d'une bronchite chronique, d'un de ces catarrhes opiniâtres qui, au dire de certains auteurs, se rencontrent si fréquemment chez les diabétiques; tantôt sans que rien n'ait attiré l'attention du côté des voies respiratoires, elle débute par une toux sèche, qui semble provoquée par une sensation de chatouillement incommode dans le larynx, peu fréquente, se présentant sous forme d'accès séparés par d'assez longs intervalles (Trousseau, Fauconneau, Dufresne, Durand-Fardel). Ce symptôme augmente rapidement d'intensité, et l'auscultation dénonce bientôt des désordres survenus du côté des sommets. On trouve les signes ordinaires d'une phthisie à ses débuts : submatité dans les fosses sus-épineuses et sous les clavicules, expiration prolongée et soufflante, retentissement de la toux et de la voix. Mais ces premiers signes passent souvent inaperçus; le premier examen de la poitrine révèle des craquements, des gargouillements, des râles humides assez abondants sur des points limités, symptômes qui nous indiquent qu'il y a non-seulement dans ces points ramollissement du produit pathologique, mais encore qu'il s'est fait de petites excavations. Pour M. le professeur Bouchardat, « les symptômes principaux de la phthisie de la première, et surtout ceux de la seconde période manquent le plus souvent chez les glycosuriques phthisiques (1). M. le Dr Pidoux insiste également sur le caractère latent de cette phthisie « sèche, froide, sans réaction, » propre aux diabétiques. « On dirait que les matériaux de combustion, de phlegmasie et de pyrexie sont enlevés à l'organisme en

(1) Bouchardat. Etiologie de la tuberculisation pulm., loco citato, p. 5.

général, et aux poumons en particulier, par la glycosurie (1). »

Richardson (2) prétend que la phthisie diabétique débute d'emblée par une fièvre hectique dans laquelle le stade de chaleur est très-marqué. Son attention a été, selon toute probabilité, mise en défaut dans les cas soumis à son examen par l'absence de réaction des phénomènes inflammatoires. Nous sommes persuadé que généralement les lésions pulmonaires sont déjà très-avancées lorsque la fièvre apparaît. Dans l'observation 1, nous voyons la malade, qui en est le sujet, présenter des signes bien évidents de tuberculose au premier degré, plusieurs mois avant que ne survienne la fièvre hectique.

La gêne de la respiration, peu accusée aux débuts de l'affection pulmonaire, s'accentue davantage, et, dans certains cas, les malades sont pris d'une dyspnée intense et continue qui n'est en rapport ni avec les autres symptômes, ni avec les lésions que révèle l'examen du malade. Ne pourrait-on pas voir dans cette gêne si accusée de la respiration, une conséquence de la faiblesse spéciale de l'acte respiratoire chez le diabétique, faiblesse que viendrait encore augmenter la diminution du champ de l'hématose, par suite de l'envahissement des produits tuberculeux.

La toux, dont nous avons déjà parlé est courte, fréquente, souvent sans expectoration ; ce fait curieux a été signalé par un grand nombre d'observateurs. Ce n'est qu'au moment où les désordres se généralisent dans le tissu pulmonaire, où les cavernes se développent, que les crachats sont expulsés ; rares d'abord, plus nombreux ensuite, ils deviennent souvent abondants dans la dernière période de la maladie, et présentent les mêmes caractères que ceux de

(1) Pidoux. Etudes générales et pratiques sur la phthisie, p. 312, Paris, 1873.
(2) Richardson, Loco citato.

la phthisie ordinaire. Nous devons cependant faire remarquer qu'ils s'en distinguent par la présence du sucre, fait connu depuis Rollo, et signalé par la plupart des médecins qui ont écrit sur le diabète.

L'hémoptysie qui survient si fréquemment dans le cours de la phthisie, qu'on la rencontre dans les deux tiers des cas, selon Louis, et d'après M. Andral dans les cinq sixièmes, ne se rencontre qu'exceptionnellement chez les diabétiques devenus tuberculeux. Sur un assez grand nombre d'observations que nous avons trouvées dans les publications médicales, nous n'avons vu que deux ou trois cas, encore peu concluants, où ce symptôme ait été noté. Recklinghausen rapporte l'observation d'un diabétique (nous en avons déjà parlé au chapitre de l'anatomie pathologique) qui eut plusieurs hémoptysies dans le cours de sa tuberculose, et même qui mourut des suites d'une hémoptysie foudroyante. Voici le résumé d'une observation que nous empruntons au *Traité des accidents diabétiques* de M. Marchal de Calvi (1).

CXIX[e] OBSERVATION de Jousset.

Mon regrettable maître J.-P. Tessier était diabétique, et comme tel, il avait une éruption habituelle à la face palmaire des doigts ; de plus, il était sujet à des abcès furonculeux et à des anthrax. . . . . . Pendant l'hiver de 1861, Teissier fut atteint d'un anthrax au dos ; cet anthrax était énorme. . . . . A la suite de cette secousse, le malade resta faible, amaigri.

Dans le mois de juillet 1862, ayant pris une douche en pluie, il s'enrhuma et depuis ce temps a toujours toussé. La toux s'accompagnait de fièvre hectique, *de petites hémoptysies* et d'un aimaigrissement de plus en plus rapide.

(1) Marchal de Calvi. Loco citato, p. 464.

Cependant, Teissier continuait son service, lorsqu'un soir du mois de mai 1863, il fut pris *d'une petite hémoptysie*, puis bientôt après, d'une sorte de somnolence qui dégénéra vite en coma, avec une paralysie faciale et un peu d'œdème de la face. Fièvre, toux, expectoration purulente. Mort avec tubercules dans les poumons.

Les sueurs qui, de même que l'hémoptysie, rentrent dans les symptômes ordinaires de la phthisie, ont été très-rarement signalées dans le cours de la phthisie diabétique. La peau est sèche, rugueuse, écailleuse, comme parcheminée. Notre observation 1 nous en fournit un exemple des plus remarquables : La malade a été observée jour par jour, et jamais ces sueurs nocturnes, bornées à quelques parties du corps, le devant de la poitrine, la tête, la paume des mains, si fréquentes chez les phthisiques, n'ont été remarquées. Et même à une époque très-avancée de sa tuberculose, alors que la fièvre hectique était intense, que la température était très-élevée, la peau avait conservé sa sécheresse habituelle. Nous ajouterons encore que la température atmosphérique était accablante ; cependant, malgré toutes ces circonstances favorables, il n'y a jamais eu chez elle de transpiration.

Il n'en est pas toujours ainsi : le malade qui fait le sujet de l'observation 2 en est une preuve incontestable. C'est un fait bien avéré, du reste, que certains diabétiques peuvent avoir des sueurs sans présenter le moindre signe de tuberculisation pulmonaire.

Les auteurs sont unanimes pour reconnaître la *rareté de ce symptôme* dans le cours de la phthisie diabétique. Jaccoud rapporte dans ses leçons de clinique médicale l'observation d'une femme atteinte de diabète et devenue tuberculeuse, chez laquelle il ne l'avait jamais observé : « Cette malade a d'abord bien résisté, et, durant une année, son organisme a fait face sans déchoir aux conditions anormales de la nutrition ; mais il y a six mois, l'amaigrissement s'est montré rapide et incessant ; des troubles sont survenus du côté de la vue, et une toux opiniâtre a aggravé la situation de la patiente. Aujourd'hui, elle est épuisée, et elle est arrivée à ce point de débilité, qu'elle ne peut plus quitter son lit ; elle n'a *jamais eu d'hémoptysie, jamais de sueurs nocturnes*, mais elle présente *aux sommets des deux poumons des signes non douteux d'excavation* » (1).

Elliotson dit avoir noté des sueurs dans la tuberculose consécutive à la glycosurie ; mais Vogt (2), qui rapporte le fait, observe que cette remarque est beaucoup trop générale, que l'un des malades cités par Elliotson ne fut pris de sueurs que quelques heures seulement avant de mourir. Vogt parle aussi d'un diabétique chez lequel on pouvait remarquer des oscillations nombreuses entre les manifestations de la phthisie et celles de l'affection première, chez lequel les sueurs apparaissaient et disparaissaient suivant que diminuaient ou augmentaient la polyurie et la glycosurie. C'est là sans doute un fait curieux, mais nous ne l'avons trouvé cité nulle part ailleurs.

En résumé, il en est des sueurs comme de l'hémoptysie ; elles ne surviennent qu'exceptionnellement dans le cours de la phthisie diabétique, et ne sont, dans les cas où elles apparaissent, ni aussi abondantes, ni aussi régulières que dans la phthisie commune.

Un abaissement très-marqué de la température du corps serait encore un phénomène propre à la phthisie diabétique. Nous avons déjà parlé d'un défaut de caloricité survenant dans le cours du diabète, quelques auteurs généralisant ce fait prétendent que non-seulement cet abaisse-

(1) Jaccoud. Leçons de clinique médicale faites à l'hôpital de la Charité, p. 781.
(2) Vogt. Heule's und pfeufer's zeitschrift, 1844, t. I, p. 166.

ment de température subsiste, malgré la complication pulmonaire, mais qu'il est encore augmenté. Richardson (1), par exemple, dit qu'à la suite de la fièvre hectique où le stade de chaleur est très-marqué, on observe un refroidissement général de tout le corps. Griesinger (2), plus affirmatif, parle d'un diabétique tuberculeux chez lequel on aurait rencontré des températures de 36°3, de 35°,5 et même de 34°,6; l'observation, ajoute-t-il, était faite avec toutes les précautions désirables.

Nous ne pouvons assurément mettre en doute des résultats obtenus par un observateur aussi distingué ; mais nous ferons remarquer que la période de la phthisie pendant laquelle ces remarques ont été faites, n'a point été suffisamment indiquée.

Dans l'observation 1, la température vaginale oscille entre 37 et 39°. C'était lorsque l'affection pulmonaire présentait ses symptômes les plus accusés.

Ainsi, d'après Richardson et Griesinger, la phthisie semblerait avoir pour résultat d'augmenter encore chez le diabétique l'abaissement de la température du corps. Nous sommes entièrement de leur avis sur cette action due au développement de la tuberculose ; mais seulement lorsque les tubercules commencent à se développer, à envahir le parenchyme pulmonaire, ne se manifestent point par une réaction fébrile, lorsque la phthisie est encore pour ainsi dire, à l'état latent. Une nouvelle cause d'épuisement venant joindre ses effets à ceux du diabète, nous admettons facilement qu'il puisse en résulter une diminution plus grande de la caloricité.

Lorsque la phthisie est parvenue à sa dernière période, son action sur la température du diabétique nous paraît

(1) Richardson. Loco citato.

(2) Griesinger. Loco citato, p. 27.

être tout autre, et nous sommes disposé à croire que, se substituant dans certaines limites au diabète, elle tendrait à relever la température abaissée par le fait de la maladie première. Ne voyons-nous pas, dans notre observation, la température osciller pendant plus d'un mois entre 37° et 39°.

Ce qui tendrait peut-être encore à confirmer ce que nous venons d'avancer, c'est l'influence incontestable de la phthisie pulmonaire à sa dernière période, sur les deux principales manifestations du diabète; c'est-à-dire sur la polyurie et la glycosurie.

Lorsque la phthisie diabétique est arrivée à cette période, lorsque la fièvre s'est emparée du malade, on voit la polyurie diminuer, et s'amender avec elle les autres manifestations du diabète. Le sucre peut même, dans certains cas, disparaître complètement des urines. Nous remarquons, dans l'observation 1 que la quantité d'urine sécrétée en vingt-quatre heures, qui était d'ordinaire de 3 litres et demi à 4 litres, tombe le 10 juin à 2 litres; que la proportion du sucre contenu dans l'urine qui était auparavant de 100 grammes par litre n'est plus, à la même date, que de 51 grammes; que cette diminution, et du sucre et de l'urine, coïncide avec un mouvement plus rapide du pouls, avec une élévation de la température: le pouls battait 92 pulsations par minute, et la température vaginale était de 38°.

La diminution et l'augmentation de la sécrétion urinaire, chez la malade en question, varient dans un rapport immédiat avec l'élévation ou l'abaissement de la température.

Nous venons de dire que la diminution, même la disparition des principaux symptômes du diabète, coïncidaient généralement avec l'apparition de la réaction fébrile, de la fièvre hectique. Il est aussi des cas où elle apparaît *dès le début de la tuberculose*, et l est prudent alors de se défier d'une amélioration qui n'est qu'apparente.

Pour Claude-Bernard le malade arrivé à la période ultime de la phthisie, n'est plus un diabétique. « Aussi, quand on vient dans ces conditions à faire son autopsie, le foie ne contient plus de sucre, et ne présente pas non plus de traces d'hypertrophie. J'ai fait un certain nombre d'autopsies de malades morts dans cet état, et le foie, comme dans la plupart des cadavres, ne présentait pas de sucre, et il n'y avait pas de différence sensible entre cette autopsie et celle d'un phthisique ordinaire (1). » Il n'en serait plus de même lorsque la mort arrive subitement. Claude Bernard faisant l'autopsie d'un diabétique enlevé par un accident foudroyant, trouva du sucre dans les urines et dans le foie.

Pourquoi les principaux symptômes du diabète diminuent-ils à dater de l'invasion de la phthisie pulmonaire? Claude Bernard explique ce fait par la cessation des fonctions glycogéniques du foie que provoquerait toute inflammation aiguë ou chronique survenant dans le cours du diabète.

Quoi qu'il en soit de cette explication, il n'en reste pas moins parfaitement établi que toutes les maladies inflammatoires qui surviennent chez les diabétiques empêchent, dans la généralité des cas, la sécrétion du sucre et semblent se substituer aux manifestations de l'affection première.

En résumé, la glycosurie imprime une forme spéciale à la tuberculose pulmonaire. L'ensemble symptomatologique de la phthisie semble se modifier sous son influence (absence de sueurs, d'hémoptysie, expectoration peu abondante, température abaissée). Ensuite, un moment arrive

(1) Claude Bernard. Leçons de physiologie expérimentale, p. 417.

où les lésions de la phthisie s'accusant davantage, cette complication l'emporte à son tour sur la maladie première et exerce une telle action sur les principaux symptômes du diabète qu'il semblerait que le malade ne soit plus un diabétique, mais un phthisique vulgaire.

MARCHE, DURÉE, TERMINAISON.

La phthisie diabétique est caractérisée par une marche à la fois insidieuse et rapide. Elle peut rester latente pendant un temps parfois assez long ; aussi échapperait-elle facilement au médecin qui ne serait pas prévenu de ce fait et qui n'aurait pas la précaution d'examiner la poitrine de son malade aussitôt qu'il le voit maigrir, perdre ses forces, devenir cachectique. Les symptômes généraux ne sont pas, dans la plupart des cas, en rapport avec les lésions pathologiques dont le poumon est déjà le siége. M. Pidoux, frappé de cette marche, compare la phthisie diabétique aux pleurésies latentes : « Lorsqu'un épanchement pleurétique ne s'annonce ni par un frisson suivi de fièvre, ni par un point de côté, ni par une toux particulière, ni par de la dyspnée, et qu'on ne le soupçonnerait pas sans le secours de l'auscultation et de la percussion, on dit que cette pleurésie est latente. Il en est de même de certaines phthisies, et *celle des diabétiques est du nombre*. Elle échapperait dans bien des cas au diagnostic, sans les moyens physiques d'exploration. Les premières périodes de la maladie passent souvent inaperçues. Lorsque le ramollissement des tubercules et les excorations se produisent, l'expectoration spéciale aux phthisiques commence à éveiller l'attention du médecin ; il ausculte, et n'est pas peu surpris de rencontrer une phthisie tuberculeuse avancée » (1).

(1) Pidoux. Loco citato, p. 311.

Lorsque la phthisie diabétique est arrivée à la période de la fièvre hectique, les désordres du côté du poumon se développent généralement avec une très-grande rapidité. Le malade, qui s'était soutenu jusque-là, perd le peu de forces qui lui restent, et est souvent épuisé au point d'être incapable de faire le moindre mouvement. On observe parfois à ce moment le singulier spectacle d'un homme qui, bien qu'arrivé à la période extrême de l'amaigrissement et de la cachexie, conserve encore une soif dévorante et un appétit insatiable.

Il est difficile d'établir sur des bases sérieuses la durée moyenne de la phthisie diabétique. Cette difficulté s'explique, parce que nous sommes le plus souvent dans l'incertitude sur son époque précise d'apparition.

Richardson (1) fixe à la phthisie diabétique une durée moyenne de six à huit semaines ; il l'aurait rarement vue se prolonger jusqu'à quatre mois. Mais nous ferons remarquer que Richardson ne prend pas comme point de départ le début véritable de la complication pulmonaire, mais bien le moment d'apparition de la fièvre hectique.

Dans l'observation 1, nous voyons le malade succomber six mois après le début de sa tuberculose ; la complication avait été ici diagnostiquée à son début.

La durée moyenne assignée par Richardson à la phthisie diabétique est certainement trop courte.

Nous sommes néanmoins persuadé que, dans les cas où elle n'est point interrompue à sa première ou sa seconde période par un accident intercurrent, sa marche est infiniment plus rapide que celle de la phthisie ordinaire.

Quelques cas semblent faire exception à cette règle générale. Ainsi, on peut rencontrer des diabétiques à phthisies très-lentes, marchant par poussées et s'arrêtant quand

(1) Richardson. Loco citato.

la maladie première s'amende. Nous en avons trouvé plusieurs observations. M. Bouchardat rapporte, dans son Annuaire de thérapeutique de 1848, l'histoire d'un malade qui est un exemple remarquable de ce que nous avançons : « Malgré cette fâcheuse complication (le malade avait des signes manifestes de tuberculose), ayant été secondé par un malade d'une rare intelligence et d'une volonté ferme, nous avons pu obtenir un rétablissement inespéré. Depuis deux ans, la santé s'était incessammeat améliorée, et si le sucre de fécule n'eût pas reparu à la moindre infraction, on eût pu croire à un complet rétablissement; mais à la suite d'un refroidissement vif et prolongé, qui lui-même avait été précédé de causes d'affaiblissement, M... fut pris d'une bronchite très-vive; la tuberculose fit d'incroyables progrès » (1).

Dans son étude sur le diabète, Griesinger (2) cite un cas où le développement de la phthisie s'est manifestement arrêté. Le malade dont il parle, après être resté longtemps en traitement dans sa clinique, sans présenter jamais ni toux, ni signes physiques d'une maladie du poumon, quitta l'hôpital pour rentrer chez lui. Là, par suite d'une mauvaise alimentation, il s'affaiblit considérablement, et revint avec une gangrène spontanée de la jambe et tous les signes d'une phthisie pulmonaire. Sous l'influence du régime, la gangrène se guérit, et la phthisie pulmonaire s'arrêta, pendant que le diabète continuait son cours.

Nous avons trouvé dans la *Gazette des hôpitaux* (3) le fait suivant : il s'agit d'un malade observé dans le service de Trousseau. Ce malade était entré à l'hôpital dans un assez triste état, il était considérablement amaigri, avait les

(1) Bouchardat. Ann. thér., 1848, obs. III, p. 243.

(2) Griesinger. Loco citato.

(3) Gazette des hôpitaux. Revue clinique hebdomadaire, 1857, p. 297.

jambes infiltrées, des tubercules ramollis au sommet du poumon gauche. Malgré ces mauvaises chances, il était, après quinze mois de séjour à l'hôpital, dans un état meilleur que lorsqu'il y était entré.

On peut dire d'une manière générale que la marche de la phthisie diabétique est très-rapide. Les quelques faits que nous venons de citer prouvent seulement que des malades, dans des conditions spéciales, peuvent faire exception.

Lorsque la complication pulmonaire n'est point interrompue dans sa marche, les malades meurent dans un état d'épuisement et de maigreur extrême, et leur fin ne diffère guère de celle des autres phthisiques ; mais il est fréquent de voir survenir, dans le cours de la phthisie diabétique, de nouvelles complications qui viennent se greffer sur la première, et cela à toutes ses périodes : ce sont des congestions, des bronchites capillaires, des pneumonies. M. Bouchardat prétend que ces accidents surviennent surtout durant la première période de la phthisie admise par Laënnec et par Louis, c'est-à-dire avant que la matière tuberculeuse ne soit évacuée par les bronches. Le même auteur insiste sur la gravité, sur la forme spéciale de la pneumonie diabétique ; il cite dans plusieurs de ses mémoires des cas où la mort est arrivée par pneumonie, d'une manière foudroyante, en moins de vingt-quatre heures, de douze heures. A l'autopsie, on trouvait les poumons hépatisés (1).

La gangrène pulmonaire, qui se rencontre assez fréquemment chez les diabétiques, vient souvent s'ajouter à la tuberculose. Le tubercule joue, dans ce cas, le rôle de cause prédisposante, provoque la fluxion, et par suite la gangrène.

(1) Ann. théap., 1848, p. 240.

Marchal (de Calvi) en rapporte plusieurs exemples dans son *Traité des accidents diabétiques* (1).

M. Charcot a publié un fait curieux de gangrène qui avait fait croire à une phthisie aiguë : « Une femme d'une trentaine d'année, depuis longtemps diabétique, avait succombé rapidement, après avoir présenté tous les signes de la phthisie galopante. Nous trouvons à l'autopsie de cette femme, disséminée dans toute l'étendue des deux poumons, cinq ou six masses arrondies, parfaitement isolées les unes des autres, dont quelques-unes atteignaient le volume d'une grosse noix, et qui étaient constituées par de la matière tuberculeuse. Au pourtour de la plupart de ces noyaux, et dans une certaine étendue, le tissu du poumon était réduit à une pulpe molle, de coloration lie de vin, et imprégnée d'une sanie brunâtre. Les foyers de ramollissement ne présentaient pas d'autre odeur que celle qui s'exhale habituellement du cadavre des diabétiques. »

Monneret, dans une observation publiée dans les *Archives de médecine*, avait signalé, dès 1840, l'absence d'odeur des crachats de la gangrène diabétique.

Les diabétiques devenus tuberculeux ne sont point à l'abri des autres accidents qui se rencontrent si souvent à une période avancée du diabète. Aussi est-il fréquent de voir revenir chez eux des troubles de la vue, tels que l'amblyopie, la cataracte, des affections de la peau, des furoncles, des anthrax, etc.

CHAPITRE V

DIAGNOSTIC ET PRONOSTIC.

Diagnostic. — Nous avons insisté dans la symptomatologie sur la forme « sèche, froide, sans réaction » de la phthi-

(1) Marchal de Calvi. Loco citato, p. 389.

sie diabétique ; nous avons parlé de l'absence de sueurs et d'hémoptysie ; aussi, lorsqu'on voit un glycosurique perdre ses forces, maigrir, devenir cachectique, doit-on examiner avec le plus grand soin l'état des organes respiratoires. La tuberculose est imminente, et pourrait échapper à un examen superficiel. Il est nécessaire encore de se mettre en garde, à cette période, contre la diminution des principales manifestations du diabète, diminution qu'on pourrait prendre à tort pour une amélioration, tandis qu'elles ne seraient que le prélude d'une phthisie pulmonaire.

Au début, les signes physiques fournis par la percussion et l'auscultation sont presque les seuls qui puissent servir au diagnostic. Lorsque, chez un diabétique dont les forces sont épuisées, on trouve, à la percussion, une obscurité où une matité permanente des régions sus-claviculaire ou sous-épineuse, ou même une simple diminution de l'élasticité à l'auscultation, de la résonnance de la toux et de la voix, on peut affirmer, avec la certitude de ne point commettre d'erreur, que le poumon est devenu le siége de lésions tuberculeuses qui, par suite de leur processus rapide, entraîneront promptement la mort du malade.

Les rapports de la phthisie avec le diabète peuvent, dans certains cas, être méconnus, et une phthisie diabétique être prise pour une phthisie chronique ordinaire.

Supposons, en effet, un diabétique tuberculeux, arrivé à la dernière période, et dont l'affection première n'aura point été diagnostiquée ; la polyurie et la glycosurie auront complètement disparu, et la marche rapide de la phthisie ne saurait mettre sur la voie du diagnostic, car il est des phthisies chroniques qui évoluent avec une aussi grande rapidité. Les renseignements donnés par le malade seront précieux dans ce cas particulier, et s'il reste dans l'urine encore quelques traces de sucre, le diagnostic deviendra certain. En supposant que le malade ne puisse donner aucun renseignement, l'attention pourra encore être mise en éveil par la présence d'accidents qui surviennent fréquemment dans le cours du diabète : des gangrènes, des anthrax, des furoncles, des troubles de la vue, tels que l'amblyopie et la cataracte, la balano-posthite, du prurit vulvaire, l'état de la peau qui, parfois, à lui seul, peut suffire à faire reconnaître la glycosurie. Enfin l'examen attentif des principaux symptômes que présentera le malade, mettra en évidence la cause de la phthisie pulmonaire.

Pronostic. — Lorsque la phthisie diabétique a dépassé la première et la seconde période; lorsque les tubercules se ramollissent; lorsque la fièvre hectique s'est emparée du malade, on peut dire que l'affection sera nécessairement et rapidement mortelle. Même prise à son début, la complication pulmonaire est encore d'un pronostic extrêmement grave, surtout *si les malades sont jeunes* ou d'une santé débile, surtout si, atteints de diabète depuis longtemps, la médication la plus variée et la mieux entendue a été impuissante à enrayer la marche de la maladie première. Dans ces cas, en effet, la terminaison ne se fera pas attendre, les tubercules se développeront dans les poumons avec une extrême rapidité, et la mort viendra promptement terminer la scène.

Cependant, si grave que soit en général le pronostic de la phthisie diabétique, il est permis, dans des cas malheureusement exceptionnels, de conserver l'espérance, sinon de guérir le malade, du moins d'améliorer sa position, et de prolonger son existence pendant un temps indéterminé. C'est lorsque la phthisie a été soupçonnée où reconnue à son début chez un diabétique d'*un certain âge*, dont la santé était auparavant vigoureuse. et qui n'avait jamais été astreint à suivre un traitement rigoureux; on peut tout espérer d'une bonne hygiène et d'un traitement bien entendu ; si les fonctions digestives ne sont pas le siége d'un trouble profond, on verra les forces reprendre, l'embonpoint renaître, et la marche de la tuberculose se suspendre, en même temps que les principales manifestations du diabète. Nous en avons cité précédemment plusieurs exemples.

La phthisie diabétique, déjà si grave par elle-même, le devient encore plus par les affections qui viennent si fréquemment la compliquer. En effet, sous l'*influence de la moindre cause*, la bronchite capillaire, la congestion, la gangrène pulmonaire, *la pneumonie* peuvent survenir, et la mort du malade en est la conséquence presque toujours forcée.

CHAPITRE VI.

INDICATIONS THÉRAPEUTIQUES.

Prévenir une maladie, la guérir ou du moins soulager le malade, tel est le but que doit se proposer le médecin. Malheureusement l'art se trouve trop souvent impuissant contre une affection aussi grave que la phthisie pulmonaire diabétique. Cependant, quel qu'en soit le pronostic, il ne faut pas se laisser aller au découragement, mais user de tous les moyens que la science possède pour lutter contre cette complication qui, prise à son début, peut être parfois enrayée dans sa marche, et dont le développement est souvent prévenu par une prophylaxie bien entendue.

Nous avons d'une part vu que la phthisie ne survenait généralement dans le cours du diabète que lorsque les malades étaient épuisés par des pertes considérables et non réparées ; d'autre part, que les diabétiques soumis à un traitement rationnel ne mouraient avec des tubercules dans les poumons que dans des conditions exceptionnelles. La prophylaxie de la phthisie diabétique comprend donc toutes les indications hygiéniques et thérapeutiques qui peuvent avoir une action heureuse sur la glycosurie.

Nous ne décrirons pas ici le traitement du diabète, ce serait sortir du cadre que nous nous sommes tracé, mais seulement les principales indications hygiéniques et thérapeutiques relatives à la tuberculose pulmonaire.

L'indication la plus importante qui se présente tout d'abord est de ne jamais négliger le traitement institué contre l'affection première, contre le diabète sucré. Si les malades éprouvaient du dégoût pour une alimentation exclusivement animale, il faudrait chercher à leur rendre l'appétit par tous les moyens possibles, par la diversité des mets, la variété des préparations culinaires, et ne revenir aux féculents que lorsqu'il n'est plus permis de faire autrement. L'eau de Vichy, les amers, la solution de carbonate d'ammoniaque aromatisée avec une forte dose de rhum, la noix vomique à la dose de 5 à 20 centigrammes, la strychnine à la dose de 5 à 20 milligrammes employés contre les troubles digestifs produisent souvent d'excellents résultats.

Lorsque le sucre apparaît en grande abondance dans les urines d'un glycosurique jeune, ou d'une constitution peu vigoureuse, ou ayant dans sa famille des antécédents de phthisie, il est nécessaire de bien surveiller la poitrine du malade et de ne négliger aucune des précautions recommandées en pareil cas. S'il habite un pays froid, brumeux, exposé à de nombreuses variations atmosphériques, il sera bon, aux approches de l'hiver, de lui conseiller un changement de climat, de l'envoyer dans le Midi. Les vêtements chauds, les chemises de flanelle seront de rigueur ;

pour ne pas se laisser surprendre par le froid, il devra plutôt se tenir un peu trop vêtu que pas assez.

Les malades se trouvent généralement bien d'un exercice modéré. L'exercice, en effet, outre les distractions qu'il leur procure, favorise les combustions organiques, entretient l'activité des fonctions digestives, et permet même d'utiliser les féculents sans qu'il en résulte une augmentation dans la quantité du sucre contenu dans les urines.

En supprimant les féculents, en ordonnant un régime exclusivement azoté, en surveillant avec grand soin l'état des fonctions digestives, en *exigeant que les malades prennent l'exercice*, on pourra, même chez des sujets prédisposés, retarder l'apparition de la phthisie pulmonaire.

Quand les tubercules existent dans les poumons, que les lésions sont très-accusées, ou à l'état naissant, la médication la mieux entendue n'a d'ordinaire que bien peu d'influence sur la marche de la maladie. Cependant il est des cas où on a signalé l'heureuse influence de l'huile de foie de morue. Thompson (1) et Babington insistent tout spécialement sur l'emploi de ce médicament. On devra par conséquent la recommander aux diabétiques chez lesquels on soupçonnera des lésions tuberculeuses. C'est d'ailleurs un aliment hydro-carboné qui peut suppléer avantageusement aux féculents. Malheureusement certains malades éprouvent pour l'huile de foie de morue un dégoût insurmontable; on la remplacera par les graisses animales, *la viande crue* qui est généralement d'une digestion facile.

Si la toux survient, on la combattra en prescrivant des préparations opiacées, en appliquant quelques révulsifs (vésicatoires volants, huile de croton) au sommet des

(1) Thompson. Bull. thérap., 1852, vol. XLII, p. 181.

(2) Rabington. Bull. thérap., 1856, vol. L, p. 92.

poumons. L'emploi des Eaux-Bonnes, de Cauterets, peut être encore un heureux adjuvant ; il en sera de même de quelques eaux alcalines légères, comme celles de Saint-Galmier, de Condillac. Doit-on continuer la médication alcaline lorsque la phthisie pulmonaire s'est développée? Nous lisons à ce sujet dans la thèse de M. Brouardel: « Nous avouons qu'en présence d'une cachexie confirmée il me semble difficile d'oser envoyer le malade à Vichy. M. Senac m'a pourtant affirmé que le traitement alcalin ne paraissait avoir aucune influence funeste sur la marche de la tuberculisation; que l'eau de Vichy parvenant à diminuer la quantité de sucre éliminée par les urines, la tuberculisation s'arrêtait. Il voit chaque année des diabétiques tuberculeux, qui ont des cavernes dans les poumons depuis fort longtemps, qui de temps à autre ont des crachements de sang, et qui cependant tirent au moins momentanément de leur séjour à Vichy un grand bénéfice (1). » M. Durand-Fardel (2), qui exerce également à Vichy, s'élève vivement contre le dire de M. Senac; pour lui la médication alcaline, loin d'avoir une heureuse influence sur la marche de la tuberculose, en précipiterait au contraire le développement et la terminaison.

Lorsque la phthisie diabétique est franchement établie, lorsque des lésions tuberculeuses en voie de ramollissement existent dans les poumons, on doit suivre les mêmes règles que dans la phthisie ordinaire, en ayant toujours soin, même à cette période, de proscrire les féculents et d'insister sur le régime exclusivement animal.

(1) Brouardel. Loco citato, p. 150.
(2) Durand-Fardel. Loco citato, p. 244.

OBSERVATIONS.

Les Observations I et II nous ont été communiquées par M. A. Ollivier.

OBSERVATION I.

Madeleine P..., âgée de 30 ans, cuisinière, entrée à l'hôpital Saint-Antoine, salle Sainte-Agathe, service de M. Ollivier, le 29 novembre 1867. Morte le 10 juin 1868.

Pas d'antécédents héréditaires de tuberculose. Sa mère est morte d'une bronchite chronique avec emphysème à l'âge de 67 ans; son père a succombé à la suite d'une maladie accidentelle. Elle a perdu plusieurs de ses frères, mais n'a pu spécifier la cause de leur mort.

Cette femme était d'une constitution moyenne; réglée à 18 ans, la menstruation avait toujours été régulière. Mariée à 24 ans, elle avait quitté sa profession de cuisinière pour devenir concierge. C'est à la suite de souffrances physiques et morales dues à la mort de son mari qu'elle éprouva pour la première fois, il y a deux ans, une soif vive inaccoutumée. Il y a dix-huit mois environ, elle quitta sa place de cuisinière qu'elle avait reprise parce qu'elle était épuisée et considérablement amaigrie, et resta chez elle jusqu'au 18 janvier 1867.

Avant cette dernière maladie, elle n'avait jamais rien eu, si ce n'est des gourmes et des croûtes dans les cheveux jusqu'à l'âge de 7 ans et une jaunisse à 24 ans.

Entrée à l'hôpital Saint-Antoine, M. Jaccoud la mit au régime suivant : pain de gluten, alcalins, pilules de strychnine. La quantité de sucre trouvée dans les urines était de 64 grammes par litre. Au mois de septembre, M. Jaccoud, vu l'amélioration très-notable de son état général, lui conseilla de partir pour son pays. Là elle ne put se donner les soins nécessaires et son état empira. Rentrée à l'hôpital Saint-Antoine, elle suivit un traitement analogue au précédent. Dans le but de calmer sa soif, M. Jaccoud lui fit prendre de l'opium dont il éleva progressivement la dose jusqu'à 10 centigrammes.

Depuis son retour, elle est sujette à des alternatives de diarrhée et de constipation. Démangeaisons à la vulve; fleurs blanches; menstruation supprimée depuis deux ans.

Etat le 16 janvier 1868 (examen fait par M. Ollivier) : Pâleur des téguments, amaigrissement très-prononcé; décoloration des conjonctives; peau sèche, rugueuse, ne présentant aucune éruption; léger œdème autour des malléoles et sur la face dorsale des pieds; langue sèche, d'une rougeur uniforme. Les dents sont en mauvais état, plusieurs sont cariées, quelques-unes sont vacillantes dans leurs alvéoles. Soif très-grande : la malade boit, chaque jour, deux pots de tisane, une bouteille d'eau de Vichy et deux litres de vin coupé avec une quantité d'eau assez considérable variant chaque jour suivant l'intensité de la soif. Vomissements fréquents, survenant quelque temps après avoir bu ou mangé; tantôt avant, tantôt après les repas, sa salive prend une saveur sucrée, qui lui cause du dégoût.

Sensation de brûlure dans tout l'abdomen; alternative de diarrhée et de constipation (deux jours de constipation et trois à quatre jours de diarrhée; sept à huit garde-robes liquides en vingt-quatre heures).

Foie normal mesurant, au niveau du mamelon, environ 8 centimètres; pas de douleur dans l'hypochondre droit. Rate peu volumineuse.

Dans la poitrine. En arrière : à la base rien de particulier ni à l'auscultation ni à la percussion; au sommet, expiration prolongée et soufflante, retentissement de la voix; pas de râles, pas de craquements; sonorité dans toute la poitrine. En avant, sonorité prononcée, retentissement de la voix; à droite, expiration prolongée; à gauche, inspiration et expiration à peu près égales; respiration rude; pas de râles.

Rien de particulier au cœur, si ce n'est un léger roulement au premier bruit.

Pouls régulier à 88.

Pas de souffle dans les vaisseaux du cou.

Pas de troubles de la motilité, ni de la sensibilité cutanée; affaiblissement de la vue; rien du côté de l'ouïe ni de l'odorat.

Démangeaisons vulvaires; rougeur violacée siégeant à la face externe des petites lèvres, à la face interne des grandes et dans le sillon qui les sépare.

Traitement : Solution de bromure de potassium : 5 grammes pour 150 grammes d'eau; vin de quinquina 125 grammes; 2 litres de vin; 1 kilogramme de viande rôtie; macération de quassia amara; une bouteille d'eau de Vichy; quatre portions.

4 février. Point de côté à droite, au-dessus du mamelon et un peu en dehors; constipation. Même état. Poids de la malade 39 kilogr.; elle aurait autrefois pesé 67 kilogrammes.

Traitement : *ut supra;* quassia amara supprimé; macération de quinquina, sinapisme au point douloureux. Lavement purgatif. A partir de ce jour, la quantité des boissons et des urines rendues en ving-quatre heures a été régulièrement prise. Les urines paraissent l'emporter sur les boissons ingérées :

6 février.	Boissons, 3 litres.	Urines, 5 litres.
7 —	— 3 —	— 3 lit. 1/2.
8 —	— 3 lit. 1/2.	— 4 lit. 1/2.
9 —	— 3 litres.	— 4 litres.

Pendant tout le reste de février, la malade ne présenta rien de particulier; pesée à nouveau le 12 mars, son poids était de 42 kilogrammes.

21 mars. Affaiblissement considérable; la malade garde le lit. Expiration prolongée et soufflante aux deux sommets; peu d'expectoration; jamais de transpiration. Constipation, insomnie. Boissons 3 litres. Urines 3 litres.

Traitement: *ut supra.* 4 pilules de Vallet; 2 pilules d'opium de 0,05.

30 avril. Diminution considérable de l'appétit; elle ne mange plus qu'un demi-kilogr. de viande rôtie. Amaigrissement graduel. Urines 3 litres; sucre 312 grammes.

3 mai. Pas de transpiration, peau sèche, rugueuse. Un peu de fièvre le soir. Température axillaire 37°,1.

Le 6. En arrière et à gauche, expiration prolongée et soufflante dans la fosse sus-épineuse, submatité, retentissement de la voix dans le même point. En dedans de l'épine de l'omoplate, le souffle prend le son d'un souffle cavitaire. A droite, submatité moins accusée; expiration prolongée et soufflante en dedans de l'épine de l'omoplate, souffle cavitaire très-accusé.

En avant, à la percussion des deux clavicules, matité à gauche, sonorité à droite. Respiration rude et retentissement de la voix au-dessous de la clavicule gauche.

Toux fréquente; expiration peu abondante.

Le 8. Sensation passagère de chaleur brûlante; pas de transpiration; vomissements de matières alimentaires.

Craquements sous la clavicule gauche; pouls 120.

Le 13. Signes du sommet beaucoup plus accusés. Crachats, marmelade d'abricot. Insomnie. Même état les jours suivants; alternative de constipation et de diarrhée; jamais de sueurs malgré l'élévation de la température atmosphérique.

8 juin. Craquements aux deux sommets; affaiblissement considérable, la malade ne se meut qu'avec peine dans son lit; elle dit ne plus voir clair. Insomnie persistante. Pouls 100.

Le 10. Douleurs névralgiques dans la moitié droite de la tête; insomnie persistante; pas d'appétit. Expectoration abondante.

Pouls 92. Température vaginale 38°. Urines 2 litres; sucre 51 grammes par litre.

Le 13. Sensation de brûlure derriere le sternum. Insomnie; la malade a passé la nuit dans l'orthopnée. Toux réquente; expectoration très-abondante. Faiblesse extrême, au dernier degré de l'émaciation. Pouls 108; temp. vaginale 38°2.

Les 14 et 15. Même état. Toujours très-peu d'appétit. L'eau de Vichy qu'elle prend depuis quelques jours semble avoir rendu ses digestions plus faciles.

Urines 1 litre et demi. Respiration 30, pouls 112, température vaginale 38°.

Le 16. Bouche pâteuse, amère, la saveur sucrée a disparu. Constipation. Insomnie. Expectoration très-abondante; a rempli trois fois son crachoir depuis la veille; toux fréquente, dyspnée. Anorexie complète; suppression du demi-kilogramme de viande. Urine 1 litre. Pouls régulier 104, respiration 28, temp. vaginale 38°3.

Morte le 19 à 4 heures du matin.

Autopsie vingt-huit heures après la mort. Thorax. Aucune trace de liquide dans les plèvres; des adhérences anciennes et très-résistantes existent au niveau des deux sommets et vers le bord postérieur des poumons. Le poumon gauche seul présente en avant des adhérences peu étendues.

Les deux poumons sont congestionnés, surtout dans leur lobe inférieur. Toute leur surface est parsemée de points blanchâtres vus par demi-transparence.

On constate, au toucher, que dans tous les points congestionnés le tissu pulmonaire a perdu sa souplesse, qu'il est ferme et ne crépite plus; qu'en outre il est parsemé, dans toute la hauteur des deux poumons, de noyaux d'induration variant du volume d'un pois à celui d'un haricot. Aux deux sommets, où l'on distingue à peine quelques-unes de ces granulations, les tubercules ont acquis la consistance lardacée.

Au poumon gauche, on remarque à la coupe: congestion de tout le lobe inférieur, qui est en général assez crépitant, à part quelques noyaux d'hépatisation du volume d'un haricot; de nombreuses granulations tuberculeuses y sont disséminées; une petite caverne existe au niveau d'un foyer d'hépatisation. *Le lobe supérieur n'est qu'une immense caverne excessivement anfractueuse, tapissée par une fausse membrane d'un gris jaunâtre et remplie de matière tuberculeuse ramollie.* Toutes les trabécules et les parois de cette caverne sont constituées par des productions tuberculeuses. On ne trouve aucune trace de tissu normal. Adhérence intime de la plèvre interlobaire.

Poumon droit. Les deux lobes inférieurs sont dans le même état que le lobe inférieur du poumon gauche (congestion, hépatisation, tubercules et petites cavernes). Dans le lobe supérieur, granulations tuberculeuses, cavernes petites, nombreuses, communiquant les unes avec les autres. On reconnaît la structure du poumon dans les trabécules qui les séparent.

Cœur. Adhérence du péricarde à la plèvre; pas de liquide dans sa cavité. Cœur petit, dur, contracté. Pas de sang dans les ventricules; un caillot noir et mou dans l'oreillette droite. Valvules du cœur normales.

Abdomen. — Le péritoine est parfaitement lisse; un quart de verre environ de liquide dans sa cavité.

Le foie d'un volume normale est le siége d'une congestion intense; aucune trace de graisse.

La rate d'un volume normal n'offre rien de particulier.

Les reins congestionnés, volumineux; le gauche un peu plus que le droit.

Rien d'anormal dans les tuniques ni dans les glandes de l'intestin. Pas de graisse dans le mésentère.

Utérus petit; vessie volumineuse.

Cerveau. Congestion des méninges; suffusion sanguine sur les parties latérales. Pas de liquide dans les ventricules cérébraux; ramollissement, probablement cadavérique, des parties centrales (couches optiques et corps striés).

Opacité des deux cristallins.

OBSERVATION II.

L... (Louise), âgée de 42 ans, culottière, est entrée le 18 novembre 1865, à l'Hôtel-Dieu, salle Saint-Antoine, n° 10.

Pas d'antécédents héréditaires de tuberculose. Ses parents sont morts de maladie accidentelle. Hygiène détestable depuis longtemps. Privations de toutes espèces.

Il y a trois ans, elle fut atteinte subitement de paraplégie pour laquelle elle fut traitée pendant trois semaines à l'hôpital de Lariboisière, dans le service de M. Hérard. A sa sortie elle pouvait marcher, mais avec difficulté.

Six mois après sa sortie de l'hôpital, la paraplégie était restée stationnaire. La malade fut prise d'une soif très-vive qui la forçait à boire 3 à 4 litres d'eau par jour. Elle remarqua aussi que la quantité de son urine avait augmenté. En a goûtant à plusieurs reprises, la malade lui avait trouvé une odeur sucrée; elle avait aussi remarqué qu'elle faisait sur son linge des taches qui l'empesaient. Cet état dura deux ans pendant lesquels les règles n'ont apparu que quatre fois. L'appétit était conservé. Quinze jours avant son entrée à l'Hôtel-Dieu, il est survenu de l'œdème des membres inférieurs, du gonflement de la face et des mains.

Etat le 18 novembre. Pas d'autre trace d'œdème qu'un peu de bouffissure de la face. Soif vive, 2 à 3 trois litres de boissons par jour. Pas de saveur sucrée à la bouche. Pas de nausées ni de vomissements. Garde-robes régulières. Un peu d'augmentation du volume du foie. Pas de changement de la rate.

Depuis quinze jours environ, toux sèche d'abord, puis grasse et accompagnée d'expectoration. Quelques crachats nummulaires flottants dans un liquide spumeux. Sous les deux clavicules, submatité plus prononcée à droite qu'à gauche. A droite, en avant, à l'auscultation, bruit de frottement, craquements humides, retentissement de la voix. Mêmes bruits à gauche. Respiration soufflante des deux côtés. Matité dans les deux fosses sus-épineuses. Retentissement de la voix et craquements humides des deux côtés. Râles sous-crépitants disséminés dans le reste de la poitrine. Pas de douleur de côté. Respiration saccadée. Sueurs profuses. Peau chaude.

Pas d'augmentation de volume du cœur. Pas de bruits anormaux.

Pas d'autres troubles des sens spéciaux qu'un peu d'affaiblissement de la vue.

Le 24. Urine acide, n'exhalant pas d'odeur ammoniacale, même après vingt-quatre heures de repos. 1015 au densimètre. Elle se trouble par l'acide nitrique et la chaleur. La réaction du sucre par la potasse est caractéristique. Expectoration toujours abondante. Crachats nummulaires nageant dans un liquide filant. Sueurs abondantes.

Le 27. Visage très-abattu, toux continnelle qui oblige la malade à rester toute la nuit assise. Soif extrême. Grande sécheresse de la gorge. Quelques légers frissons pendant la nuit.

Le 30. Urine 1,300 grammes.

1er décembre. A droite, sous la clavicule, on entend des râles sous-crépitants fins en même temps que du gargouillement. A gauche, en avant, respiration rude et soufflante. Pas de gargouillement. A droite, en arrière, on entend au sommet de la bronchophonie, de la pectoriloquie, du gargouillement et du souffle caverneux. A gauche, dans la fosse sus-épineuse, il y a du retentissement de la voix, du gargouillement, du craquement, de la respiration rude et soufflante dans toute l'étendue, avec une grande quantité de râles muqueux. Les crachats sont devenus purulents. Chaleur de la peau très-intense.

Le 2. La malade est très-agitée et anxieuse. Elle souffre beaucoup. Quantité d'urine 2,900 grammes. Le sucre persiste toujours dans l'urine. Dans la journée, l'anxiété augmente. La soif devient excessive. L'expectoration est supprimée. Mêmes signes à l'examen des poumons. Morte dans la nuit.

Autopsie. Cerveau. — Congestion assez prononcée de l'encéphale tout entier et des méninges. Rien de particulier à la coupe ni dans les ventricules. Rien du côté de la moelle.

Thorax. — Partie pleurale droite renfermant en abondance du liquide séro-purulent. Le lobe supérieur est coiffé d'une fausse membrane ancienne, d'une épaisseur de 2 à 3 millimètres, adhérente à la paroi thoracique. A la coupe, il présente une surface lisse, rouge, indurée, mais plus crépitante qu'au lobe inférieur. Pas de liquide dans la cavité pleurale gauche. Plusieurs cavernes au sommet du poumon. Le lobe inférieur présente une congestion très-marquée.

Sang fluide dans le cœur gauche. Dans le cœur droit, un caillot fibrineux assez résistant, adhérent aux colonnes charnues, mais noirâtre dans les ramifications de l'artère pulmonaire.

Abdomen. — Rien à noter au péritoine ni du côté de l'estomac.

La longueur du rein droit est de 11 cent. et demi, sa largeur de 6 cent. et demi, épaisseur 3 cent. et demi. La substance corticale paraît un peu jaunâtre.

Le foie est un peu jaunâtre, mais ne graisse pas le papier. Il est volumineux. Au microscope, on trouve une grande quantité de graisse dans les cellules hépatiques.

Nous devons l'observation suivante à M. le Dr Grancher, directeur du laboratoire d'histologie de l'amphithéâtre des hôpitaux. Nous avons donné, au chapitre de l'Anatomie pathologique, un résumé des lésions histologiques que présentait le poumon de cette malade et qui ont servi à M. Grancher pour rapprocher la tuberculose de la pneumonie caséeuse.

OBSERVATION III.

B... (Gilbert), âgé de 22 ans, tailleur de pierre, entré à la Pitié, salle Sainte-Marthe, n° 26, le 12 mars 1872. La maladie pour laquelle il est admis date de six mois environ. Elle a débuté d'une manière insidieuse. Elle a été caractérisée surtout par l'augmentation considérable de l'appétit. Le malade en était arrivé à absorber de 6 à 9 livres d'aliments, tant pain que viandes rôties, sans pouvoir cependant satisfaire son appétit. La polydipsie était aussi très-marquée. Le total de vin absorbé montait, en moyenne, à 10 litres par jour, sans compter une grande quantité d'eau qui ne suffisait pas néanmoins pour apaiser sa soif. Malgré cette énorme quantité d'aliments solides et liquides, le malade avait remarqué qu'il maigrissait et s'affaiblissait au point qu'il fut obligé d'abandonner son travail. C'est seulement il y a trois mois qu'il fut frappé de la quantité considérable d'urines qu'il rendait chaque jour.

Depuis son entrée à la Pitié, il y a un mois, ce malade a vu ses forces diminuer graduellement, l'amaigrissement augmenter, les fonctions digestives s'accomplir avec moins de facilité. Depuis quinze jours, il est survenu un peu d'œdème des bourses et autour des malléoles, œdème qui a en partie disparu aujourd'hui. L'ascite qui s'est développé en même temps que l'œdème est resté stationnaire. Le foie n'a pas paru augmenté de volume. Pas de troubles cardiaques. Il existe deux eschares, l'une au sacrum, l'autre au niveau du trochanter du côté droit.

Au sommet du poumon gauche, il existe en avant, au niveau de la clavicule, de la matité bien manifeste. A l'auscultation, on perçoit des craquements humides assez abondants. Il existe du même côté un épanchement abondant qui remplit la moitié de la cavité pleurale.

Outre les symptômes du côté de la poitrine, le malade présente de la céphalalgie, de la fièvre, avec exacerbation vesperine, accompagnée de petits frissons répétés.

Dans l'urine, il n'y a pas d'albumine, mais une quantité considérable de sucre décelé par la réduction de la liqueur de Bareswill. Elle présente une consistance sirupeuse. La quantité moyenne est environ de 3 litres par jour en ce moment.

26 avril. Ni l'œdème ni l'ascite n'ont diminué. L'épanchement pleural reste stationnaire. La quantité d'urine émise en vingt-quatre heures a diminué. Elle est tombée à 2 litres. L'affaiblissement et la maigreur ont encore augmenté.

Mort le 30 avril.

Autopsie. Poumons. — Noyaux caséeux bien limités, disséminés au sommet des deux poumons. Congestion pulmonaire généralisée. Petite caverne au sommet gauche. Epanchement pleurétique abondant des deux côtés. Quelques granulations tuberculeuses pleurales.

Abdomen. — Ascite très-abondante. Péritoine épaissi semé de granulations tuberculeuses et de plaques exsudatives semi-adhérentes. Reins assez volumineux, un peu graisseux dans leur substance corticale.

Cerveau. — Rien dans les méninges, ni dans la substance cérébrale. Rien d'apparent dans les ventricules.

TABLE DES MATIÈRES.

Pages.

Chap. I. Aperçu historique.......... 6
Chap. II. Des conditions étiologiques et pathogéniques de la phthisie diabétique.......... 9
Chap. III. Anatomie pathologique.......... 33
Chap. IV. Évolution de la phthisie diabétique.......... 40
Chap. V. Diagnostic et pronostic.......... 53
Chap. VI. Indications thérapeutiques.......... 56

Paris. A. Parent, imprimeur de la Faculté de Médecine, rue Mr-le-Prince. 31.

www.ingramcontent.com/pod-product-compliance
Ingram Content Group UK Ltd.
Pitfield, Milton Keynes, MK11 3LW, UK
UKHW020420230726
13925UKWH00004B/1541